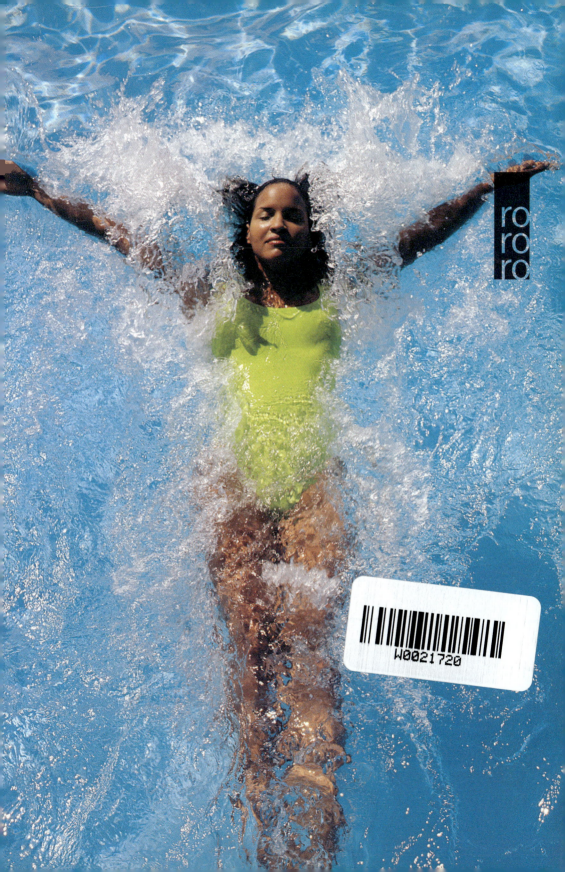

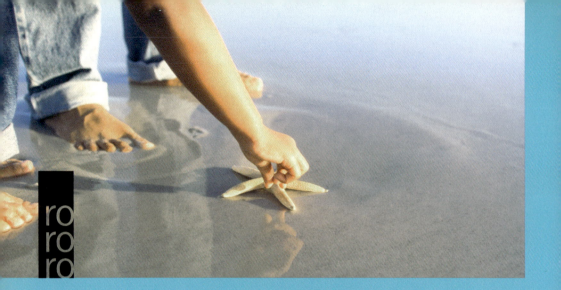

Zu diesem Buch

Wasser und Salz sind der Urquell unserer Existenz und die natürlichsten Mittel, um ein harmonisches Zusammenspiel von Körper und Energie für ein langes, gesundes Leben zu gewährleisten. Dieser Ratgeber informiert Sie ausführlich über die Leben spendende Bedeutung des Wassers und die Heilkraft der Salze. Ganz konkret erfahren Sie z. B.:
– worauf Sie bei der Qualität von Trinkwasser achten müssen,
– welches Wasser für Sie das beste ist,
– wie Sie Beschwerden und Erkrankungen mit Wasser und Salzen lindern können.
Mit vielen Tipps für den Alltag und einfachen Rezepten für heilsame Trink- und Badekuren für zu Hause sowie Wellness-Anwendungen für eine schöne Haut und richtige Entspannung.

Die Autorin

Karin Willen, geboren 1953, hat an den Universitäten von Münster und Frankfurt a. M. studiert und schreibt als freie Wissenschaftsjournalistin für verschiedene Tageszeitungen und Zeitschriften. Die Autorin lebt und arbeitet in der Nähe von Frankfurt in Bad Vilbel. Im Rowohlt Verlag sind von ihr die Bände «Schönheitsoperationen. Eingriffe. Entscheidungshilfen. Experten» (61402) und «Schnupfen, Husten, Heiserkeit. Soforthilfe und richtige Vorbeugung. Anzeichen erkennen und wirksam bekämpfen» (61607) erschienen.

Karin Willen

Lebenselixiere aus Wasser und Salz

Alte Hausmittel und neue Rezepte

• Trinkkuren • Solebäder

• Naturkosmetik

Rowohlt Taschenbuch Verlag

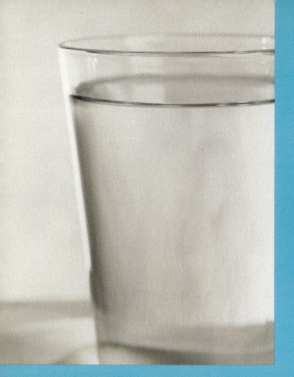

Inhalt

Originalausgabe
Veröffentlicht im
Rowohlt Taschenbuch Verlag,
Reinbek bei Hamburg, Oktober 2004
Copyright © 2004 by
Rowohlt Verlag GmbH,
Reinbek bei Hamburg
Fotos Horst Lichte
Umschlaggestaltung any.way,
Andreas Pufal
(Foto: © Getty Images)
Illustrationen Wolfgang Herzig
Reihenlayout Christine Lohmann
Satz Caecilia und Helvetica PostScript
Druck und Bindung Clausen & Bosse, Leck
Printed in Germany
ISBN 3 499 61931 8

Gut zu wissen. Informationen und Tipps 113

Fit und munter
mit Wasser und Salzen

Sie wollen sich etwas Gutes tun? Das Leben genießen, sich gesund ernähren und den nächsten Generationen das Gleiche ermöglichen? Gute Qualität und Heilkraft zweier Stoffe, die die Natur uns schenkt, helfen dabei: Wasser und Salze.

Wasser ist nach der Atemluft unser wichtigstes (Über-)Lebensmittel. Es ist Grundlage aller biologischen Vorgänge im Körper. Ohne Wasser überleben wir maximal fünf bis sieben, ohne Nahrung dagegen 30 bis 40 Tage. Wir verdursten eher, als wir verhungern, denn die über die Nahrung eingenommene Energie kann der Mensch im Fett unter der Haut und als Zuckervorräte in der Leber speichern, Wasser muss er aber wieder ausscheiden.

Salze sind «Zündstoffe des Lebens», allen voran das uns als Kochsalz bekannte Natriumchlorid, das zentrale Würzmittel und der immer noch oft genutzte Konservierungsstoff. Ohne Salz wandelt der Körper Nährstoffe nicht in Energie um und können Zellen sich nicht teilen. Doch aus dem «weißen Gold» kann auch ein «weißes Gift» werden, denn bei Salz entscheiden Dosis und Anwendung zwischen Nahrungsmittel, Heilmittel und Schadstoff.

→ Was macht die beiden «Ur-Stoffe» so unentbehrlich, dass ohne sie kein Leben, keine Bewegung, kein Gedanke möglich wäre? Dieser Ratgeber gibt verständlich Antworten, die Wissenschaft und Medizin auf diese Frage gefunden haben.

Wasser und Salze haben für unseren Organismus deshalb eine besondere Bedeutung, weil sie sich gegenseitig anziehen. Im Körper fungieren sie als Gegenspieler, die sich stets im Gleichgewicht befinden müssen, denn ein Zuviel oder Zuwenig vom einen oder anderen führt zu Beschwerden und Krankheiten.

Wasser und Salze bestimmen aber auch unsere Umwelt. Wasser, die geschmack-, geruch- und farblose Flüssigkeit, zirkuliert seit Milliarden von Jahren um den Erdball. Es befindet sich in einem stetigen Kreislauf zwischen Gewässern über und unter der Erdkruste und dem Eis der Polkappen, und es erscheint als Gischt, Wolken, Schnee oder Regen. Dabei nimmt es Stoffe auf und gibt Stoffe ab – bleibt aber immer, was es ist: Wasser.

Die Salze gehören zu den Substanzen, die das Wasser aufnimmt und abgibt. Salze können ebenfalls viele Milliarden Jahre auf der Erde für sich verbuchen, allerdings sind sie dabei Wandlungen unterworfen gewesen. Die beiden Teilchen der Salze, ein Metallatom und ein Nichtmetallatom, waren erdgeschichtlich Bestandteile der Urgesteine, ehe sie vom Wasser vor etwa 4,5 Milliarden Jahren herausgelöst und ins Urmeer gespült wurden. Durch Sonnenwärme und Wind wurden sie in Buchten mit der Wasserverdunstung zu Salzen vereinigt. Im nennenswerten Umfang bildeten sich die Salzlager vor 200 bis 250 Millionen Jahren, während das Meer von Beginn an etwa den gleichen Salzgehalt hatte.

Nach allem, was wir bislang wissen, ist das Leben im Wasser entstanden. Deshalb suchen Weltraumforscher außerirdisches Leben, indem sie auf anderen Planeten nach Wasser fahnden. Und Wissenschaftler, die bei ihren Untersuchungen tief in die Erdgeschichte zurückgehen, finden Belege, dass wahrscheinlich Salze die Bildung der ersten Lebensbedingungen im Urmeer ermöglichten.

Erstmals ersetzte der griechische Philosoph Thales von Milet (624–548 v.Chr.) Ahnungen um die Bedeutung des Leben spendenden Nass, wie sie z. B. in Mythologien, Bräuchen oder in Taufriten zum Ausdruck kommen, durch konsequentes Beobachten, angestrengtes Denken und logische Schlussfolgerungen. Thales wusste die antiken Götter als Verursacher des Naturgeschehens zu entzaubern, indem er Wasser als den «Urgrund aller Dinge» identifizierte. Deshalb sagte der deutsche Arzt Paracelsus (1493–1541) nichts Neues mit seiner Bemerkung: «Wasser war die Grundlage der Welt und aller ihrer Geschöpfe.» Schon der griechische Arzt Hippokrates (460–375 v. Chr.) heilte mit Meerwasser. Und bei dem römischen Historiker Plinius dem Älteren (23–79 n. Chr.) finden wir Berichte über 20 Meersalze, mit denen Gebrechen behandelt wurden. Geistreiche Reden und gewitzte Einfälle wurden von Griechen und Römern anerkennend «Salz» genannt, ehe die Jünger Jesu als «das Salz der Erde» geadelt wurden. Salz war immer ein Symbol des Guten, der Götter, des Lebens, des Glücks sowie von Reichtum und Gesundheit.

Heute führen mystische Gläubigkeit, die Ehrfurcht vor uralten Überlieferungen und «Geheimwissen» (Esoterik) zusammen mit der Suche nach dem Jungbrunnen so manche Mythen der Vorfahren fort und mischen sie teilweise mit Versatzstücken heilkundlicher Erfahrung und naturwissenschaftlicher Erkenntnis. So können schnell neben anerkannten Heilmethoden wie Solebädern oder Inhalationen fragwürdige Ratschläge von Heilpraktikern stehen, die etwa einen Streit mit dem Streuen eines Salzkreises ums Haus besänftigen wollen. Wo dies einfach nur das Bemühen ersetzt, Ursachen für Wirkungen zu suchen und nach anstrengenden und Zeit raubenden wissenschaftlichen Regeln zu erklären, kann ein jeder sich privat dafür entscheiden, sofern er den Preis für solchen Rat zu zahlen bereit ist und die Behandlung ihm gut tut. Doch mancher aufgrund dieser Geisteshaltung gegebene Tipp kann auch schaden. So ist etwa das tägliche Glas Sole aus «Kristallsalz» für Übergewichtige mit Bluthochdruck und Menschen mit Schwellungen unter den Augen oder an Händen und Beinen nicht zuträglich.

Gerade bei Wasser und Salz scheint die Kluft zwischen Aberglauben und Wissenschaft merkwürdigen Untiefen zu weichen. Wo manche Vertreiber esoterischer Apparate und Produkte meinen, Qualität und Wirkkraft von Wasser und Salz erklären zu können, heben seriöse Wissenschaftler, die mit solchen Aussagen konfrontiert werden, die Augenbrauen, bekennen aber andererseits, dass längst nicht alle Rätsel dieser beiden Grundstoffe des Lebens gelöst sind.

→ Was wissen wir über Wasser und Salze, und was ist Spekulation? Dieser Ratgeber hat zusammengetragen, was Bestand hat vor dem Verstand. Die Informationen werden ergänzt durch Anwendungen, Rezepte und Tipps, die nach badeärztlicher und naturheilkundlicher Erfahrung wirksam sind.

Mediziner haben nachgewiesen, dass die sportliche und geistige Leistungsfähigkeit abhängig vom Trinkverhalten ist. Und nichts kann den täglichen Flüssigkeitsverlust des Körpers besser ausgleichen als Wasser, der Stoff, aus dem der Körper hauptsächlich besteht.
Doch welches Wasser ist das richtige? Im Angebot sind Leitungswasser (Trinkwasser), Mineralwasser, Tafelwasser und Heilwas-

ser. Dazu Wässer, denen Wohlschmeckendes und Gesundes zugesetzt wird. Längst ist ums pure Wasser eine Art Glaubenskampf entstanden. Hersteller bieten etliche Geräte für den Haushalt, die versprechen, das Leitungswasser zugunsten von Gesundheit und Geschmack oder gleich beidem zu veredeln.

→ Welches Wasser ist besser? Und warum? Dieses Buch gibt Kriterien an die Hand, nach denen das jeder für sich entscheiden kann.

Was die Bäderkunde (Balneologie) allgemein, was Pfarrer Kneipp, der Homöopath Dr. Schüßler und viele ganzheitliche Ansätze tradiert haben, erklärt heute die Psychoneuroimmunologie: Gesundheit kann maßgeblich durch Ernährung, Bewegung und Entspannung beeinflusst werden. Kommen diese drei Faktoren nicht genügend und richtig zum Tragen, kann die körpereigene Regulation z. B. durch Mobilisierung von Mineralien aus den Körperreserven eine Erkrankung noch verhindern. Bei einem langfristigen Mangel, wie er z. B. bei Stress entstehen kann, stellt sich jedoch Erschöpfung ein und wird die Leistungsfähigkeit gemindert. Zivilisationskrankheiten sind die Folge. Sie werden begünstigt durch industrielle Herstellung und Zubereitung von Nahrung, die zum Zwecke der Haltbarmachung stark gesalzen wird, sowie durch Genussgifte wie Alkohol und Zigaretten, die das Zusammenspiel von Wasser und Salzen aus der Balance bringen. Wir müssen deshalb mehr trinken als z. B. Naturvölker, die ihren Wasserbedarf auch über rohe Früchte und Gemüse stillen.

Wasser und Salze spielen nicht nur bei der Ernährung eine zentrale Rolle. Schon Kleopatra wusste: Wer schön sein will, muss nicht leiden, sondern baden. Heute können wir ergänzen: Wer gesund sein will, muss reichlich Wasser trinken, Maß halten beim Salz und sollte die vielfältigen Möglichkeiten der beiden wichtigsten Träger von Lebensenergie nutzen.

→ Wie helfen Wasser und Salze, gesundheitlichen Schäden vorzubeugen? Wie können wir die Kraft von Wasser und Salzen im Alltag nutzen? Der Ratgeber informiert über Zubereitungen und Anwendungen, die über das Register schnell zu finden sind.

Viele Fachleute haben mit Kenntnisreichtum, Erfahrung und wissenschaftlichen Untersuchungen zum Zustandekommen dieses Buches beigetragen. Besonderer Dank gilt den Experten der Institutionen, ohne deren fachliche Beratung die Autorin die Erkenntnisse nicht nach bestem Wissen und Gewissen hätte zusammentragen können: dem Umweltbundesamt, der Bundesforschungsanstalt für Landwirtschaft, der Deutschen Gesellschaft für Ernährung (DGE), dem Bundesverband der deutschen Gas- und Wasserwirtschaft (BGW), der Informationszentrale Deutsche Mineralwasser (IDM) und dem Biochemischen Bund Deutschlands.

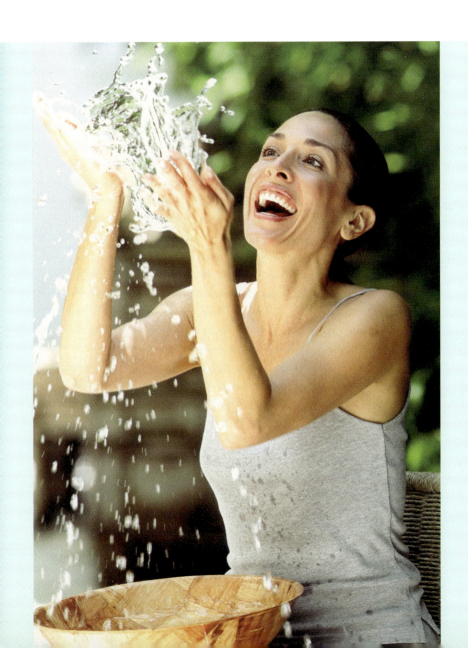

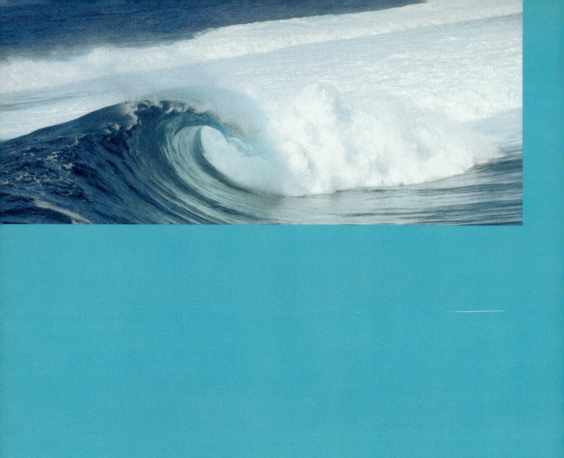

Wasser –

unser Lebensquell

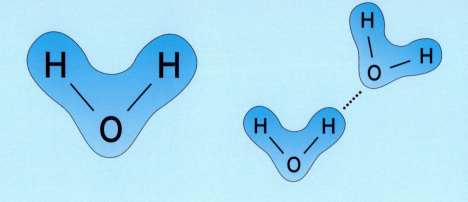

H_2O, diese chemische Formel hat es in sich. Sie steht für zwei Gase, die bei der Vereinigung eine Explosion entstehen lassen – und eben Wasser, den Stoff, aus dem das Leben kommt. Kein Wunder, dass dieser Urstoff des Lebens in allen möglichen Gebrauchsvarianten auftaucht. Wasser ist nicht nur ein universales Heilmittel, es ist auch das älteste und preiswerteste Schönheitsmittel und der ideale Durstlöscher. Neue Erkenntnisse um unser Lebenselixier Nummer 1 sowie alte Weisheiten, die wieder entdeckt werden und jetzt wissenschaftlich bewiesen werden können, zeigen die Potenz der Verbindung aus Wasserstoff und Sauerstoff, die wir als Wasser kennen.
Aufnehmen und abgeben, in verschiedene Zustände übergehen und doch bleiben, was es ist, so könnte man die Kraft des Stoffes umschreiben, die zunehmend

auch ins Visier von Energiespezialisten gerät. Seine kleinsten Teilchen, das sind die Moleküle aus den beiden Wasserstoffatomen und dem Sauerstoffatom, sind elektrisch miteinander über Wasserstoffbrücken verbunden. Flüssiges Wasser ist ein sich ständig neu zusammensetzender Haufen (Cluster) von Wassermolekülen über solche Brücken. Diese Brücken machen das Wasser zum Multitalent: Beim Waschen oder Entschlacken nimmt es auf, beim Trinken, Essen und Verdauen gibt es ab (Transport von Energie in Form von Eiweißen, Vitaminen, Mineralstoffen und Spurenelementen in die Zellen). In der Wissenschaftssprache ausgedrückt bedeutet dies: Wasser ist ein universales Lösungs- und Transportmittel, auf das wir in fast allen Dimensionen unseres Lebens angewiesen sind.

Das Geheimnis des Wassers

Ganz gleich, ob fest als Eis, flüssig als Wasser oder gasförmig als Dampf oder Wolken: Chemisch gesehen bedeutet die Formel H_2O, dass zwei positiv geladene Wasserstoffatome (Hydrogenium, H) sich mit einem negativ geladenen Sauerstoffatom (Oxygenium, O) zu einem Wassermolekül vereinen. Dabei bildet ein Wasserstoffatom, das in einem Molekül an ein Sauerstoffatom gebunden ist, über seine positive Teilladung eine Brücke zum Sauerstoffatom des nächsten Moleküls. Bildung und Lösen dieser Wasserstoffbrücken sind abhängig von Bewegung, Druck und Temperatur.

Bislang konnten die Naturwissenschaften so manches Rätsel des Wassers lösen. Dass Wasserrohre bei Eiseskälte platzen, die Spitze eines Eisberges immer etwa 10 % seines Volumens aus dem Wasser hervorlugt oder Asphalt auf den Straßen aufbricht, liegt an der **Anomalie des Wassers**, der wir auch das Schlittschuhlaufen verdanken. Anders als andere Elemente dehnt sich Wasser beim Gefrieren aus. Die lose über Wasserstoffbrücken verbundenen Moleküle werden ab 4 °C träge und erstarren ab 0 °C plötzlich zu einem mit vielen Hohlräumen durchsetzten Kristallgitter (griech. krystallos = Eis). Dabei dehnt sich Wasser so stark aus, dass es selbst große Gesteine zum Platzen bringt (Erosion). Unter Druck geht Eis wieder in den flüssigen Zustand über; wir kurven mit den Schlittschuhen also vorübergehend auf einer kleinen Wasserspur, während die Fische tief unter der Eisdecke weiterleben können. Denn dank der Anomalie des Wassers steigt im Winter das kalte Wasser nach oben, während es im Sommer umgekehrt nach unten wandert.

Die meisten Brücken bildet Wasser bei 4 °C unter Normaldruck und auf Meereshöhe. Dann hat es sein kleinstes Volumen und damit seine größte Dichte. Je mehr Bewegung, desto schneller binden und lösen sich die Brücken zu immer wieder neuen Haufen (Cluster). Wenn der Übergang zum Eis vollzogen ist, liegt die Dichte etwa 10 % unter der Dichte von Wasser; so viel, wie Eisberge über dem Wasserspiegel herausragen.

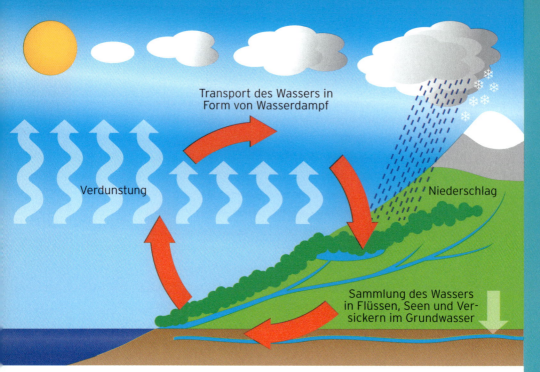

Transport des Wassers in
Form von Wasserdampf

Verdunstung

Niederschlag

Sammlung des Wassers
in Flüssen, Seen und Ver-
sickern im Grundwasser

Der Weg des Wassers

Chemisch reines Wasser kommt in der Natur nicht vor. Das bindungsfreudige Wasser wird im Wasserkreislauf stets angereichert. So hat der Regen aus der Luft Kohlendioxid aufgenommen. Wenn Kohlendioxid in Wasser gelöst wird, entsteht Kohlensäure – Regen ist also eine leichte Säure. Der in den Boden eingedrungene Regen wandert durch Kies-, Schotter- und Sandschichten und wird dabei mechanisch gefiltert. Gleichzeitig nimmt das Wasser Mineralstoffe aus Gesteinen auf, verbindet sich somit chemisch. Das dabei gelöste Kalzium gehört z. B. mit Magnesium zu den Mineralien, die den Kalk (Kesselstein) bilden (hartes Wasser, siehe Anhang Seite 119). Je tiefer das Wasser unter der Oberfläche ist, desto höher die Wahrscheinlichkeit, dass Umweltverschmutzung von Menschenhand das Wasser unberührt gelassen hat, was aber umgekehrt nicht bedeutet, dass es keine Schadstoffe in sich trägt (siehe Seiten 39, 51).

Im Kreislauf zwischen Atmosphäre, Landmassen und Ozeanen binden sich heutzutage aber vermehrt Teilchen unerwünschter Stoffe an die Wassercluster:

→ Schwefeldioxid und Stickstoffoxide, die bei der Verbrennung von Öl und Kohle entstehen (saurer Regen),
→ Rückstände von chemischen Unkrautvernichtern und Dünger aus der Landwirtschaft sowie
→ Rückstände von Bergbau, Hüttenindustrie oder militärischer Bodennutzung, die in der Nähe von Metall verarbeitenden Betrieben und an Ufern von Flüssen, die in Bergbauregionen entspringen, vorkommen, können hinzukommen.
→ Arzneimittel für Mensch und Tier, die über Brauchwasser, das aus gereinigten Abwässern gewonnen wurde, wieder in den Boden gelangen können, heutzutage aber vermehrt ebenfalls zur Wasserverschmutzung beitragen.

Der Teil des Regens, der nicht in den Boden versickert oder von Pflanzen aufgenommen wird, kehrt hauptsächlich über Bäche und Flüsse ins Meer zurück und tritt von dort als Dampf erneut den Weg nach oben an.

Das salzige Meer stellt mit 94 % den größten Anteil des Wassers auf der Erde. Auf tief gelegenes Grundwasser entfallen 4 % und auf die Polkappen und Gletscher etwa 1,4 %. Nur 0,6 % des Wasseraufkommens ist zugängliches Süßwasser. Das Oberflächenwasser (Seen, Flüsse, Bäche) macht lediglich 3 % dieser Süßwassermenge aus und ist ungleich verteilt. Deutschland gehört zu den wasserreichen Gebieten.

Wasser im Körper

Wasser bedeckt mit etwa $3/4$ nicht nur den größten Teil der Erdoberfläche. Naturwissenschaftler haben ermittelt, dass auch der menschliche Körper mit seinen etwa 100 Billionen Zellen zu rund 70 % aus Wasser und darin gelösten Salzen besteht. Wassermenge und -verteilung im Körper spielen eine große Rolle. Ob wir z. B. fit und vital oder kränklich und schlapp sind, ist nicht nur von der Trinkmenge abhängig, sondern auch von der richtigen Salzzufuhr.

Lebenselixier Wasser

Praktisch alle Lebensvorgänge laufen über das Körperwasser im Zellinneren und der Zellumgebung ab. Wasser dient

→ als Baustein des Körpers (Grundsubstanz der Zellen zusammen mit Eiweißen),

→ als Transportmittel (im Blut- und Lymphkreislauf, zu den Zellen und über die Nieren),

→ als Lösungsmittel (für die Nährstoffe),

→ als Puffersystem (zwischen den Zellen) und

→ gleicht (durch Schwitzen) Temperaturunterschiede aus

Der Flüssigkeitsanteil des Menschen nimmt mit zunehmendem Alter ab. Neugeborene bestehen bis zu 77 %, erwachsene Männer dagegen bis zu 60 % und Frauen bis zu 50 % aus Wasser; der geringere Flüssigkeitsanteil der Frauen liegt an ihrem von Natur aus höheren Fettanteil. Übrigens: Muskulöse Menschen haben mit etwa 70 % einen höheren Gesamtwassergehalt als Übergewichtige (etwa 40 %).

Wasser verteilt sich unterschiedlich im Körper. Die bekannteste Körperflüssigkeit, das Blut, enthält lediglich 7 % des Körperwassers. Da dieses nie reines Wasser ist, sondern darin Salze, Eiweiße und andere Stoffe gelöst sind, sprechen die stets auf Exaktheit bedachten Wissenschaftler von Körperflüssigkeit statt von Wasser. Unsere flüssigen Anteile – Blut, Lymphe, Magen- und Darmsäfte, Tränen, Schweiß und Urin oder die Gehirn- und Rückenmarksflüssigkeit (Liquor) und die Gelenkschmiere (Synovialflüssigkeit) – bestehen hauptsächlich aus Wasser. Aber auch festes Gewebe, etwa die Nieren (82 %), das Gehirn (über 90 %) und gut trainierte Muskeln (75 %), Knorpel (80 %) oder die Leber (69 %), enthalten jede Menge Wasser. Selbst Knochen (22 %) und Fettzellen (10 %) kommen nicht ohne Wasser aus.

Etwa zwei Drittel des Körperwassers befindet sich in den Zellen (intrazelluläre Flüssigkeit), das restliche Drittel in den Gefäßsystemen (Blut, Lymphe) und in den Flüssigkeiten, die die Zellen umgeben (extrazelluläre Flüssigkeit). Die Körperflüssigkeiten werden durch fein aufeinander abgestimmte Organsysteme im Gleichgewicht gehalten, deren Zusammenspiel die Wissenschaft noch nicht bis ins Letzte erklären kann.

Über Niere, Haut, Lunge und Darm scheiden wir Flüssigkeiten aus. Unsere Ernährung sorgt dafür, dass das Verhältnis der Körperflüssigkeiten zueinander im Gleichgewicht bleibt. Wasser und Mineralstoffe, die wir durch wasserreiche Lebensmittel sowie Getränke zu uns nehmen, und Wasser, das sich als Oxidationswasser beim Abbau der Nährstoffe bildet, sind der Nachschub für den Wasser-(und Salz-)Verlust durch Ausscheiden, Atmen und Schwitzen.

Faustregel

Wissenschaftler haben errechnet, dass tägliches Trinken von etwa 30 ml Wasser pro kg Körpergewicht die Flüssigkeit ersetzt, die wir bei normalen Temperaturen und bei normaler Bewegung durch Ausscheiden, Atmen und Schwitzen verlieren. Wer also 60 kg wiegt, sollte mindestens 1,8 l Wasser pro Tag durch flüssige und feste Kost zu sich nehmen.

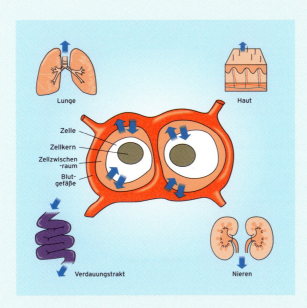

Körperwasser: Jede Zelle wird von extrazellulärer Flüssigkeit umspült. Über die Zellwand wird der Stoffaustausch zwischen den Flüssigkeiten der Zelle und ihrer Umgebung geregelt. Über das Blut sind die Zellzwischenräume mit Lunge, Haut, Niere und Darm verbunden, die für den Stoffaustausch im Großen sorgen (Sauerstoff, Nahrung, Ausscheiden).

Unsere Wasserbilanz

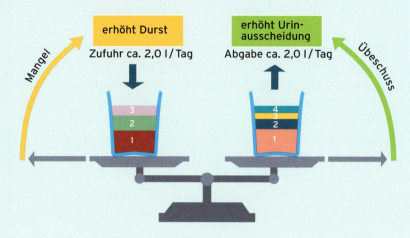

1. 1000 ml als Getränke
2. 750 ml aus wasserhaltigen Nahrungsmitteln
3. 250 ml aus der Energiegewinnung im eigenen Stoffwechsel

1. 1200 ml als Harn über Nieren und Blase
2. 400 ml als Schweiß über die Haut
3. 200 ml über den Stuhl
4. 200 ml als Atem über die Lunge

Mit jedem Schluck und jedem Bissen beeinflussen wir unseren Wasserhaushalt. Bei festen Speisen brauchen wir bis zu 6 l unserer Körperflüssigkeit, um eine gleitfähige und verdaubare Masse zu erhalten. Speichel, Magensäfte, Galle und Darmsäfte fügen Flüssigkeit hinzu und sorgen dafür, dass die Nahrung in kleine Bestandteile gespalten wird, die vom Darm aufgenommen werden. Hier wird neben den zuvor aus dem Körper bereitgestellten Flüssigkeiten auch das Wasser aus der festen Nahrung und aus den Getränken in den Körperkreislauf eingeschleust.

Der größte Teil des Wassers wird mit den gelösten Nährstoffen vom Dünndarm durch die Darmwand ins Blut abgegeben. Das Blut führt das angereicherte Wasser zur Leber, die die Nährstoffe umwandelt, speichert und gleichzeitig schädliche Substanzen ausscheidet. Von der Leber gelangt das Blut zum Herzen, das es von dort aus durch den gesamten Körper pumpt. Aus den Blutgefäßen dringt das Wasser mit den Nährstoffen in die extrazelluläre Flüssigkeit, die jede Zelle umspült, und von hier aus gelangt es in die Zelle. Versorgt mit frischen Nährstoffen, gibt die Zelle Stoffwechselprodukte an die wässrige Umgebung ab, die von dort wieder ins Blut gelangen. Das Blut strömt schließlich durch die Nieren und wird hier gereinigt. Die Abfallprodukte werden im Urin konzentriert und über die Blase ausgeschieden.

Ein gesunder Mensch verfügt über eine ausgeglichene Wasserbilanz; sie ist eine Voraussetzung für körperliche und geistige Fitness. In gewissen Grenzen ist der Körper fähig, sich selbst zu regulieren, wenn die Ernährung im Großen und Ganzen stimmt. Der Hypothalamus, ein Teil des Zwischenhirns, steuert den Wasserhaushalt (siehe Seite 28 f.). Bewusstes Wahrnehmen körperlicher Anzeichen (etwa gelber Urin, Abgeschlagenheit, trockene Kehle oder Durst) und Eingreifen durch die Ernährung, aber auch Bewegung und Wellnessanwendungen können die unbemerkt ablaufenden Prozesse unterstützen und ein Erkranken verhindern.

Dehydriert?
Ein einfacher Test kann erste Austrocknungserscheinungen zeigen: Die Haut am Handrücken hochzupfen. Wenn sie nur langsam wieder zurückgeht, fehlt dem Körper Flüssigkeit. Also Zeit für ein Glas Wasser.

Eine langfristig ungenügende Wasserzufuhr und Erkrankungen der hormonproduzierenden Organe können den Körperwasserhaushalt zum Entgleisen bringen. Die Medizin unterscheidet drei Arten:
→ zu viel Wasser im Gewebe,
→ zu wenig Wasser und
→ falsche Verteilung.

Zu viel Wasser kann der Grund sein für Schwellungen (Ödeme, Ansammlungen extrazellulärer Flüssigkeit). Typisch sind Wasseransammlungen unter den Augen, an Fußknöcheln und Unterschenkeln, an Fingern und Händen. Auch schlaffes Bauchgewebe kann ein Zeichen von zu viel Flüssigkeit sein.

Zu wenig Wasser im Gewebe (Dehydrierung = Austrocknung) kann zu unspezifischen Zeichen und Beschwerden führen. Dazu zählen schlaffes Bindegewebe, kraftlose Muskeln, chronische Müdigkeit, keine Lust auf Liebe, Impotenz,

Herz-Kreislauf-Störungen sowie Nervosität bis hin zu Depressionen.

Bei einer falschen Wasserverteilung trocknen die Zellen aus, während die extrazelluläre Flüssigkeit angeschwollen ist. Eine zu salzreiche Kost kann die Ursache sein (siehe Seite 25 ff.).

Ärzte kennen rund hundert Befindlichkeitsstörungen, die ihren Ursprung in einem nicht ausgeglichenen Wasserhaushalt haben. Experten schätzen, dass etwa ein Drittel unserer Zivilisationskrankheiten an einer falschen Wasserbilanz liegen.

Achtung!
Dahinter können «durstige» Zellen stehen:

→ frühzeitige Alterserscheinungen
→ Antriebsarmut und keine Lust auf Sex
→ rissige oder trockene Haut, brüchige Nägel
→ Gedächtnisschwäche, Konzentrationsstörungen, Zerstreutheit
→ unerklärliche innere Unruhe
→ Müdigkeit und Schlafstörungen
→ Übergewicht

Der iranisch-amerikanische Arzt Dr. Fereydoon Batmanghelidj geht sogar noch einen Schritt weiter. Er glaubt, dass zahlreiche Beschwerden unmittelbar einen Wassermangel anzeigen. Dazu gehören Müdigkeit, Reizbarkeit, Depressionen und psychotische Erkrankungen wie Angst vor Menschenmengen oder die Furcht, das Haus zu verlassen. Asthma, Allergien, Bluthochdruck, Verstopfung, erworbene Diabetes (Typ II, Altersdiabetes) und manche Autoimmunkrankheiten interpretiert er als Beschwerden eines Körpers, der langfristig einen Wassermangel managen muss. Schmerzen wie Sodbrennen, Herz-, Kreuz- oder Gelenkschmerzen, Migräne oder Weichteilrheumatismus (Fibromyalgie), selbst die Ess-Brech-Sucht (Bulimie) sind für ihn drastische Notsignale bei lokalem Wassermangel.

«Sie sind nicht krank, Sie sind durstig», lautet die These seines Buches (Kirchzarten, 2003). Demnach können wir solchen Erkrankungen durch reichliches Wassertrinken vorbeugen. Sein Rat: eine halbe Stunde vor und zweieinhalb Stunden nach jeder Mahlzeit jeweils zwei Gläser Wasser trinken. Dieses Trinkverhalten verhindere auch Übergewicht, denn Bat-

Tipps

DARMTRÄGHEIT: Ein Glas warmes oder heißes Wasser vor dem Frühstück bringt die Verdauung in Schwung, da Obstipation Wassermangel im Darm bedeutet. Ein warmer Bauchwickel oder ein Glas sulfathaltiges Mineralwasser (über 1200 mg/l Natriumsulfat) regen die Darmtätigkeit ebenfalls an. Ab einem Sulfatgehalt von 3000 mg/l wirkt Mineralwasser abführend. Alternative: Trinkwasser mit einer Messerspitze Glaubersalz.

SODBRENNEN: Ein Glas Mineralwasser mit hohem Anteil an Natriumhydrogenkarbonat (Natron) hilft, die überschüssige Säure zu binden. Alternative: Trinkwasser mit einer Messerspitze Bullrichsalz oder Kaisernatron.

«KATER»: Magnesiumreiches Mineralwasser (mehr als 100 mg/l) mildert die Beschwerden eines promillereichen Abends, an dem zu viel Alkohol zu einer vermehrten Magnesiumausscheidung durch den Urin geführt hat.

STRESS: Bei Stress hemmt das sympathische vegetative Nervensystem die Aufnahme von Wasser und Nährstoffen ins Gewebe. Der Wasserbedarf ist also höher als normal. Ein großes Glas Wasser vor dem Schlafengehen sichert die Wasseraufnahme, weil im Schlaf der Gegenspieler, das parasympathische Nervensystem, für bessere Aufnahmebedingungen sorgt.

HITZE: Eiskalt getrunkenes Wasser regt den Körper an, Wärme zu produzieren und damit noch mehr Flüssigkeit auszuscheiden. Bei Hitze wirkt zimmerwarmes Wasser deshalb erfrischender.

manghelidj glaubt, dass hinter Hunger und Appetit oft nur unerkannter Durst steht.

Der Außenseiter-Rat ist sinnvoll für diejenigen, die sich sehr eiweißreich ernähren und/oder gestresst sind. Denn hoher Fleischkonsum und Stress sind mit Hitze die häufigsten Faktoren, die einen erhöhten Flüssigkeitsbedarf nach sich ziehen. Ansonsten kann man es auch mit dem Wasserpfarrer Sebastian Kneipp halten: «Der unendlich weise Schöpfergott läßt den Hunger ein Zeichen geben, wann gegessen, den Durst anklopfen, wann getrunken werden soll.»

Die Selbstregulierungsmechanismen der Nieren sorgen dafür, dass uns Wassertrinken im Allgemeinen nicht schadet. Dank der

Verordnungen für Trink- und Mineralwasser liegen die mit Wasser theoretisch aufnehmbaren Schadstoffmengen unter gesundheitsschädlichen Werten. Ausnahmen gelten lediglich für Säuglinge sowie für Patienten mit Herzinsuffizienz oder Leber-, Lungen- und Nierenleiden.

Säuglinge haben noch keine ausgereiften Nieren und vertragen z. B. auch kein Zuviel an Mineralstoffen. Schon geringe Bleigehalte können bei Säuglingen, aber auch bei Kindern nervenschädigende Wirkung haben. Zudem reichert sich Blei langfristig in den Knochen an, die dann bei Änderungen im Mineralstoffwechsel – zum Beispiel in der Schwangerschaft – das Blei wieder mobilisieren. Um die Risikogruppen zu schützen, legt die Trinkwasserverordnung seit 2003 für Blei den Grenzwert von 0,01 mg/l fest. Bis 2013 muss dieser Wert schrittweise überall erreicht werden (siehe Seite 116 ff.).

Alle anderen können sich mit Wasser nur schädigen, wenn sie durch literweises «Kampftrinken» ein Lungenödem und eine Salzarmut im Blut herbeiführen.

Erhöhter Flüssigkeitsbedarf

Eine an die Anforderungen des Lebens angepasste Kost sorgt für eine ausgeglichene Wasserbilanz mit bedarfsgerecht zugeführten Nährstoffen und sichert damit die körperliche Leistungsfähigkeit. Wenn wir körperlich (z. B. beim Sport) und geistig (z. B. beim Arbeiten, beim Autofahren oder Computerspielen) sehr aktiv sind, brauchen wir mehr Wasser als in Ruhe.

Unter diesen Umständen sollten wir ebenfalls mehr trinken:

→ zu viel Salz in der Nahrung
→ zu viel Fleisch
→ zu wenig Obst, Salat und Gemüse
→ zu hohe Kalorienaufnahme und Übergewicht
→ zu trockene Räume und Hitze oder falsche Kleidung
→ Konsum von Alkohol, Kaffee oder Zigaretten
→ Stress
→ sommerliche Hitze.

Wie funktioniert der Wasser-Salz-Haushalt im Körper überhaupt? Auf kleinster Ebene erfolgt der Wasserstoffwechsel zwischen dem Zellinnern (Zytoplasma) und der extrazellulären Flüssigkeit. Dabei spielen die ölig-feuchten Doppelmembranen, die die Zellen umgeben, eine Schlüsselrolle. Sie regulieren den Flüssigkeits- und Stofftransport der Zellen durch verschiedene Prozesse (Diffusion, Osmose und Filtration sowie aktiver Transport).

Da das Wasser bindende Natrium die extrazelluläre Flüssigkeit dominiert und das Wasser verdrängende Kalium das Zellinnere beherrscht, verfügen die beiden Körperwässer über unterschiedliche pH-Werte (potentia hydrogenii = Wasserstoffionenkonzentration; zeigt die Menge an Säure an, siehe Seite 118). Ganz gleich, ob zu viel oder falsche Nahrung, zu viel Wasser, zu viel Sport oder zu wenig, ob geistige Anstrengung, Klimawechsel oder Erkrankung: Die Zellmembranen reagieren flexibel auf den sich stets verändernden Zustrom von Wasser und Nährstoffen. Sie sind wichtige Bestandteile des Systems, das die Säuren-Basen-Verhältnisse in Blut, Lymphen und Geweben im Gleichgewicht hält (Homöostase). Der wahrnehmbare Teil dieser Körperabläufe ist das Abatmen von Kohlendioxid über die Lunge und das Ausscheiden von Säuren und Basen über den Urin.

Noch sind die Prozesse auf feinstofflicher Ebene allerdings nicht bis ins Letzte erforscht. Herausgefunden hat die Wissenschaft, dass der Wasser-Salz-Haushalt in den Zellmembranen durch tausendstel Millimeter kleine Wasserkanälchen (Aquaporine) und Natrium-Kalium-Pumpen reguliert wird. Aquaporine schleusen elektrisch neutrale Wassermoleküle

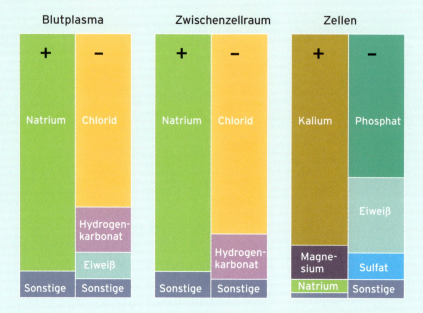

Elektrolytzusammensetzung von Blutplasma (links), Flüssigkeit im Zwischenzellraum (Mitte) und der Flüssigkeit innerhalb der Zellen (rechts)

in die Zelle. Und Natrium-Kalium-Pumpen holen Kalium in die Zellen, während sie Natrium und den angefallenen Zellabfall im selben Zug wieder nach außen lassen. Eiweiße, Vitamine, Spurenelemente, Mineralien und Kohlenhydrate werden dabei gewissermaßen von den Natriumionen huckepack genommen und bringen so die nötige Energie in die Zelle.

Stichwort Salze im Körperwasser

Die **extrazelluläre Flüssigkeit** besteht wie Blut und das Fruchtwasser schwangerer Frauen aus 0,9 % Salzen; sie ist zusammengesetzt aus relativ viel Natrium und Chlorid, etwas Kalium, Kalzium, Magnesium, Phosphor und Schwefel. In der **Zellflüssigkeit** dominieren dagegen Kalium und Phosphor, außerdem enthält die Körperzelle mehr Magnesium, Schwefel und Eiweiße als die sie umgebende Flüssigkeit. Diese unterschiedliche Salzkonzentration ist es, die den Austausch in Bewegung hält.

Den kontrollierten Austausch zwischen Körper- und Zellwasser durch die Zellmembranen nennen die Wissenschaftler Osmose (griechisch osmos = Stoß, Schub). Elektrolyte, so werden die in den Körperflüssigkeiten gelösten (ionisierten) Mineralsalze wie Natrium und Kalium wegen ihrer elektrischen Ladung bezeichnet, spielen dabei eine entscheidende Rolle. Weil die einen positiv (Kationen) und die anderen negativ (Anionen) geladen sind, streben sie zueinander. Natrium und Kalium sind Gegenspieler im Körper, sie halten die Gewebespannung aufrecht und regeln den Wasserhaushalt. Das Überwiegen des einen Salzes führt zum Mangel des anderen und damit meist zu Befindlichkeitsstörungen.

Unsere **Verdauungssäfte** sind Elektrolytlösungen, das heißt Körperwasser, in dem Salze als Ionen gelöst den elektrischen Strom leiten. Die Magensäure enthält überwiegend Wasserstoff-, Natrium- und Chloridionen, das basische Bauchspeicheldrüsensekret dagegen Natrium-, Hydrogenkarbonat- und Chloridionen.

Aquaporine und Natrium-Kalium-Pumpen sind wichtige Garanten des pH-Wertes der Zellen – vorausgesetzt, wir beeinträchtigen diesen Mechanismus durch unsere Lebensweise nicht zu stark. Sauerstoffmangel und Stoffwechselgifte können die Pumpen blockieren.

Vor allem aber bringt Wassermangel das Zusammenspiel auf der kleinsten Ebene aus dem Gleichgewicht, weil die Mineralstoffkonzentrationen dann auf beiden Seiten der Zellwand zu hoch werden: Das führt z. B. zu Reizweiterleitungsstörungen im Nervensystem. Sportler merken das bei Muskelkater (Milchsäure) bis hin zu Muskelkrämpfen.

Eine salzreiche Kost ohne ausreichende Zufuhr von Kalium durch Obst und Gemüse kann die Balance der beiden Gegenspieler zuungunsten des Wassers in der Zelle stören, die auf eine gute Kaliumzufuhr angewiesen ist. Die Folge: Das Wasser bindende Natrium schwemmt den Körper auf, und es stellen sich Zivilisationsbeschwerden und -krankheiten ein. Kaliumreiche und salzarme Kost, z. B. Bananen, wirkt dagegen entwässernd und kann die Wasseransammlungen auflösen.

Das wissen wir noch vom Stoffwechsel: Etwa 1700 l Blut durchströmen täglich die Nieren, deren kleinste Bauelemente (Nephronen) daraus etwa 170 l Flüssigkeit (Primärharn) filtern. Zwei Sorten von bislang elf entdeckten Aquaporinen sorgen dann dafür, dass alles bis auf etwa 2 l Harn wieder in den Körper zurückfließt (resorbiert wird). Diese beiden Schleusen ermöglichen den Nieren, die lebenswichtigen Stoffe wie Vitamine, Eiweiße, deren Bausteine, die Aminosäuren, sowie Glucose (Zucker) zu filtrieren und dem Körper wieder zur Verfügung zu stellen, andere Stoffe werden dagegen ausgeschieden. Solche so genannten harnpflichtigen Substanzen sind verschiedene Salze, Harnsäure und andere Säuren, Schwermetalle sowie Abbauprodukte des Stoffwechsels.

Wassermangel und seine Folgen

Was passiert, wenn wir zu wenig trinken? Wenn der Flüssigkeitsverlust nicht rechtzeitig ausgeglichen wird, verringert sich der Wasseranteil im Blut, und der Salzanteil wird größer (Elektrolytkonzentration). Das bringt den Blutdruck zum Steigen, wodurch wiederum Körperflüssigkeit aus den Zellzwischenräumen und den Zellen in die Blutgefäße einströmt, sodass die Zellen weniger Nährstoffe erhalten und langsam austrocknen.

Das kommt häufiger vor, als wir denken. Forscher ermittelten, dass wir täglich durchschnittlich einen halben Liter weniger Flüssigkeit aufnehmen, als die Wissenschaft empfiehlt (2315 ml). Zudem haben Genussmittel (Kaffee, Tee, alkoholische Getränke) daran einen erheblichen Anteil. Diese Getränke tragen jedoch weniger zu einer ausgeglichenen Wasserbilanz bei.

Das unbemerkt ablaufende Wassermanagement des Körpers wird von unserem Durstzentrum im Gehirn, das sind als Osmoserezeptoren bezeichnete Zellen im Zwischenhirn (Hypothalamus), eingeleitet. Sie registrieren die Druckveränderungen in den Zellen und starten eine Gegenregulation, indem sie die benachbarte Hirnanhangdrüse (Hypophyse) anregen, das antidiuretische Hormon (ADH, Vasopressin) freizusetzen, woraufhin die Mundschleimhaut die Speichelproduktion deutlich reduziert. Unser Mund wird spürbar trocken. ADH (anti = gegen, diuretisch = harntreibend) gelangt über den Blutkreislauf zu den Nieren und bewirkt, dass diese mehr Wasser ins Blut rückführen und weniger Urin ausscheiden. Wir erkennen das an der dunklen Harnfärbung.

Achtung!

Durst und ein kräftig gefärbter, konzentrierter Urin sind erste Warnzeichen für eine unzureichende Wasserzufuhr. Ein Glas Wasser oder wasserreiches Obst wirken ausgleichend. Sie können auch die erste Hilfe bei Abgeschlagenheit und Konzentrationsproblemen sein.

Fortlaufender Wassermangel führt dazu, dass die harnpflichtigen Substanzen nicht mehr im ausreichenden Umfang ausgeschieden werden können (Übersäuerung der Körperflüssigkeiten). Die Zellen drohen auszutrocknen und senken ihren Stoffwechsel. So genannte Schlacken setzen sich ab, zuerst im Fett- und Bindegewebe. Bei weiter gedrosseltem Zellstoffwechsel ist die Versorgung der Muskel- und Gehirnzellen mit Sauerstoff und Nährstoffen herabgesetzt, auch dort lagern sich Schlacken ab. Solche Ablagerungen führen zu Zivilisationskrankheiten wie z. B. Verdauungsbeschwerden, Kreuz-, Nacken- und Gelenkschmerzen, Bluthochdruck oder Konzentrationsproblemen. Auch Migräne wird mit Wassermangel in Verbindung gebracht.

Viel Wasser trinken und eine basenreiche Ernährung, ein wöchentlicher Obsttag oder Heilfasten kann die Schlacken in Verbindung mit Bewegung in frischer Luft abbauen, Wellnessanwendungen können die Entschlackung unterstützen (siehe Seite 76 f.). Basenreiche Nahrungsmittel sind Obst, Gemüse, Kartoffeln, Sojaprodukte und Milch, säurebildend sind Fleisch, Wurst, Getreide, Süßigkeiten, Kaffee, Schwarz- und andere gerbsäurehaltige Tees.

> **Faustregel**
> Für das Verbrennen von 1 kcal brauchen wir 1 ml Flüssigkeit. Je mehr wasserreiche Nahrung wir verzehren, desto weniger müssen wir trinken. Je mehr Salziges wir zu uns nehmen, desto mehr Wasser müssen wir dem Körper zuführen. Das Wasser sollte dann möglichst natriumarm sein.

Wasser und sportliche Leistungsfähigkeit

Wassermangel führt beim Sport zu sinkender Leistung, gleichzeitig steigt das Verletzungs- und Gesundheitsrisiko, und die Gefahr von Muskelzerrungen und -krämpfen nimmt zu. Sportwissenschaftler haben festgestellt, dass schon ein Wasserverlust von 2 bis 4 % bei Hitze dazu führt, dass wir der Luft weniger Sauerstoff entnehmen, zu den Organen transportieren und dort verwerten können (aerobe Leistungsfähigkeit). Auch die Arbeitskapazität (PWC, physical work capacity) sinkt, das ist die auf eine bestimmte Herzfrequenz bezogene Leistungsfähigkeit, die mit dem Ergometer in Watt gemessen wird. Verringert sich der

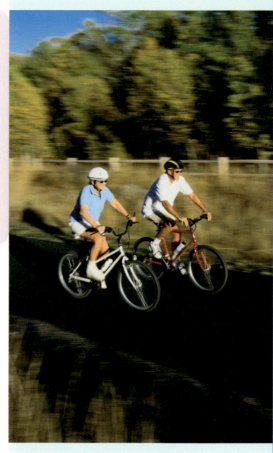

Wasser und Sport sind das ideale Gespann. Wasser regelt nicht nur den Mineralstoffnachschub nach dem Schwitzen, als Kühlkompresse ist es auch die beste erste Hilfe bei Verletzungen.

Wasseranteil um 5 %, wird der Puls beschleunigt (Tachykardie), und die Körpertemperatur steigt.

Ein einfacher Trick kann einen durch Sport erhöhten Wasserbedarf verraten: vor und nach dem Sport wiegen. Der Gewichtsunterschied zeigt die benötigte Trinkmenge an. Die Devise muss jedoch lauten: Trinken, bevor der Durst sich meldet! Das verhindert einen möglichen Leistungsknick und erhöht den Spaß am Sport. Da mit dem Schwitzen auch der Mineralstoffbedarf höher ist, empfehlen Experten das Trinken von Trinkwasser, stillem Mineralwasser oder Apfelsaftschorle (1 Teil Saft, 3 Teile Wasser). Spezielle und teure isotonische Sportdrinks, also Getränke, die den gleichen Kochsalzanteil haben wie das Blut, sind nicht nötig. Bei Trainingszeiten ab einer Stunde empfehlen Fachleute eine zusätzliche Zufuhr von Kohlenhydraten. Übrigens: Wasser erweist sich noch in anderer Hinsicht im Sport als nützlich. Bis 6 °C sind Kühlkompressen, die auf die verletzte Stelle gebracht werden, die ideale erste Hilfe bei Blutergüssen, Prellungen, Muskelverspannungen und Zerrungen. Kaltes Wasser verhindert nicht nur Blutansammlungen (Ergüsse), es lindert auch den Schmerz.

Achtung!
Sportler, die nur trinken, wenn sie Durst haben, trinken zu spät. Denn der Durst tritt erst auf, wenn schon ein Defizit da ist. Bei intensiv betriebenem Sport brauchen wir 3 l und mehr Wasser. Besonders Bergsteiger müssen ans Trinken denken, denn in der kalten, trockenen und sauerstoffarmen Luft des Hochgebirges verspüren sie trotz erhöhten Wasserbedarfs wenig Durst.

Schleichende Austrocknung im Alltag

Este Anzeichen für Wassermangel sind dunkel gefärbter Urin, Durst und Mundtrockenheit. Daneben können Kopfschmerzen und Verstopfung, aber auch Konzentrationsschwäche eine schleichende Austrocknung im Alltag (Dehydrierung) anzeigen. Auch Haut und Schleimhäute trocknen aus, die Wirkung von Medikamenten kann beeinflusst und Infektionen der Harnwege können begünstigt werden. Außerdem wird die Regulation der Körpertemperatur beeinträchtigt. Wasser und mineralstoffreiche Lebensmittel, z. B. Kartoffeln, Bananen, Gemüse, Nüsse, können den Verlust innerhalb von

16 bis 24 Stunden wieder ausgleichen.

Wenn die Nieren ihre Reini-
gungsarbeit nicht mehr bewäl-
tigen können, kommt es zu einer langsamen Vergiftung des
Körpers mit Abgeschlagenheit,
Müdigkeit, Antriebsarmut und
Lustlosigkeit, Konzentrationsstörungen oder hohem Blutdruck. Zu den häufigen Beschwerden zählen auch Muskelschwäche, Herzrasen und
Schwindelgefühle. Innere Unruhe kann ebenfalls ein Anzeichen für eine gestörte Wasserbilanz sein. Wissenschaftler
haben errechnet, dass uns in
diesem Stadium der Austrocknung etwa 5 % unseres Körperwassers entzogen sind.

Schon nach zwei bis vier Tagen
ohne Wasserzufuhr treten
Übelkeit, Schwindelgefühle,
Kopfschmerzen, Durchblu-
tungsstörungen, Erbrechen
und Muskelkrämpfe auf. Ein
Verlust von 10 % Körperwasser
führt zu Verwirrtheitszustän-
den, es drohen Herzinfarkt
oder Schlaganfall. Am Ende eines solchen Prozesses kann die
Vergiftung des gesamten Körpers, die so genannte Urämie,
stehen, denn bei mehr als 20 %
Wasserverlust führen Nieren-
und Kreislaufversagen zum
Tod.

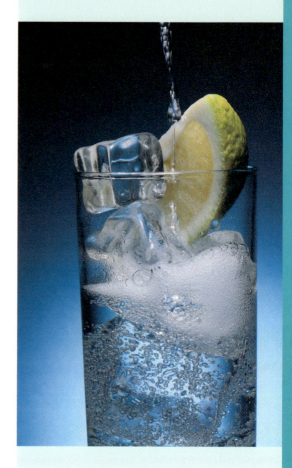

Stichwort Durst

Wenn der Körper 0,5–1,0 % seines Körpergewichts in Form von Wasser verliert, entsteht Durst. Bleibt das Trinken oder Essen wasserreicher Nahrung aus, drosselt der Organismus die Speichelproduktion: Mundtrockenheit, pelzige Zunge und trockene Kehle sind subjektiv wahrnehmbare Zeichen von akutem Wassermangel. Zudem sind die Speicheldrüsen leicht geschwollen, und der Urin wird stark konzentriert.

Wissenschaftler haben festgestellt, dass schon ein Flüssigkeitsverlust von 2 % bei neutraler Umgebungstemperatur zu einer Verschlechterung der Leistungsfähigkeit um 4–8 % führt. Zahlreichen Studien zufolge agieren dehydrierte Personen langsamer, sind weniger flexibel, verlieren leichter die Übersicht und haben größere Schwierigkeiten, komplexe Zusammenhänge zu verstehen – ohne dass sie das selber wahrnehmen.

Durst zeigt nur unter normalen Bedingungen den Flüssigkeitsbedarf zuverlässig an.

Bei körperlicher Belastung,
→ besonders bei hohen Umgebungstemperaturen und
→ beim konzentrierten Arbeiten z. B. am PC oder
→ während langer Autofahrten,
unterdrückt unser hormonelles Stresssystem jedoch das Durstgefühl. Dieses unbemerkte «Wassermanagement» sichert u. a., dass dem Gehirn bei der Verteilung der Ressourcen erste Priorität eingeräumt wird, was in grauer Vorzeit sicher Leben rettete. In der Zivilisation sollten sichtbar aufgestellte Getränke ans Trinken erinnern, damit es nicht zur Dehydrierung kommt.

Bei **älteren Menschen** lassen Durstgefühl und Speichelproduktion nach. Sie müssen das Trinken bewusst in ihren Alltag integrieren.

Säuglinge und Kleinkinder haben das Durstgefühl noch nicht richtig entwickelt. Ihnen sollte mehrmals täglich ungefragt Wasser angeboten werden.

Ein übermäßiges Durstgefühl kann ein Hinweis auf **Zuckerkrankheit** (Diabetes) sein.

Essen und Trinken

Wie viel – und was – sollen wir trinken, um uns optimal zu versorgen? Damit der Organismus nicht austrocknet und Schadstoffe ausscheiden kann, muss ein erwachsener Mensch täglich 2,5 Liter Flüssigkeit aufnehmen. Die Deutsche Gesellschaft für Ernährung (DGE) in Bonn hat errechnet, dass in den typischen deutschen Speisen etwa 0,7 l Wasser enthalten ist. Über den Abbau von Nahrung und körpereigenen Fetten, Kohlenhydraten und Eiweißen entstehen 0,3 l Wasser (Oxidationswasser). Daraus folgt, dass der Mensch (je nach Alter und Ernährungsweise) mindestens 1 bis 1,5 l durch Trinken zu sich nehmen muss. Unter der Voraussetzung, dass wir viel Obst, Gemüse und Salat verzehren und salzarm essen, empfehlen Ernährungsforscher, täglich 1 l Wasser zu trinken. Wer hingegen viel Fleisch isst, sich salzreich ernährt und womöglich noch besonders körperlich oder geistig gefordert ist, braucht reichlich Wasser für seinen Stoffwechsel. Täglich bis zu 3 l und mehr, sagen die Experten.

Denn die in Fleisch und einigen Hülsenfrüchten enthaltenen Purine, die der Körper für die Zellerneuerung braucht, führen im Überangebot dazu, dass sie zur Harnsäure abgebaut werden, die von den Nieren herausgefiltert werden müssen. Dazu brauchen diese viel Wasser. Allerdings: Weil Fleisch und vor allem Wurst reichlich gesalzen sind, führt das Natrium wieder dazu, dass Wasser in Blut und extrazellulärer Flüssigkeit im Körper gebunden bleibt, statt in die Zellen zu gelangen. Immer mehr Harnsäure und andere Stoffwechselprodukte kreisen so im Blut und setzen sich als Schlacken ab. Bluthochdruck und Nierenschäden sind mögliche Folgen. Harnsäure setzt sich zudem in den Gelenken fest. Gicht kann die schmerzhafte Folge sein.

Achtung!

Der Verzehr von viel Fleisch führt zu einem hohen Harnsäurespiegel im Blut. Vermehrtes Trinken muss dann die Nieren zur Ausscheidung dieses Gicht auslösenden Stoffes bewegen. Bicarbonathaltiges Mineralwasser (mehr als 600 mg/l) steigert die Ausscheidung von Harnsäure. Eine gute Ergänzung sind Tees mit Brennnessel oder Löwenzahn, die nicht nur entwässernd wirken, sondern auch einen aktivierenden Effekt auf das größte Entgiftungsorgan des Körpers, die Leber, haben.

Die Ernährungswissenschaftler raten, die Flüssigkeitszufuhr über den Tag zu verteilen. Da der Magen-Darm-Trakt große Flüssigkeitsmengen nicht auf einmal verarbeiten und weiterleiten kann, können tagsüber entstandene Defizite beispielsweise nicht plötzlich am Abend wieder aufgefüllt werden.

Zu den empfehlenswerten «echten» Durstlöschern zählen die Ernährungswissenschaftler

→ Trinkwasser (pur oder aufgesprudelt),
→ Mineralwasser (ohne oder mit Kohlensäure),
→ Obstsaftschorlen,
→ verdünnte Gemüsesäfte sowie
→ Früchte- oder Kräutertees (z. B. auch Rotbuschtee).

Genussmittel wie Kaffee, schwarzer und einige Sorten des grünen Tees, koffeinhaltige Limonaden oder alkoholische Getränke sind ungeeignete Durstlöscher (siehe Seite 28 f.). Sie sind harntreibend (diuretisch) und entziehen dem Körper Wasser, indem sie das ADH (Vasopressin) hemmen und zudem den Durst überdecken. So ermittelte eine Studie von 1997 an zwölf gesunden jungen Personen z. B., dass sechs Tassen Kaffee pro Tag (650 mg Koffein) infolge der dadurch erhöhten

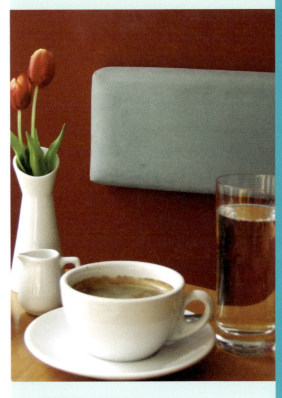

Nachahmenswert:
Die Sitte, zum Kaffee oder Espresso ein Glas Wasser zu reichen, ist sinnvoll, da so das Koffein die Wasserbilanz nicht stört.

Wasserausscheidung zu einer negativen Flüssigkeitsbilanz führen, was aber nur zwei der zwölf Teilnehmer überhaupt durch Durst bemerkten.

Wer auf die darmanregende Wirkung des Kaffees setzt, muss bedenken, dass sich die abführende Wirkung ins Gegenteil kehrt, wenn dem Körper nicht genügend Wasser zum Ausgleich zur Verfügung gestellt wird. Denn wird dem Stuhl Wasser entzogen, kommt es zur Verstopfung.

Tipp

Wer Cola trinkt, sollte sparsam mit Fertiggerichten, Wurst, Schmelzkäse oder Kakao umgehen, da diese ebenfalls viel Phosphat enthalten. Lebensmittel mit einem günstigen Kalzium-Phosphat-Verhältnis sind Milch und ihre Produkte, Tofu, Gemüse, Salate, Obst.

Süße Limonaden und Säfte enthalten dagegen nicht nur Konservierungsstoffe und können zahnschädigend wirken, sie müssen zudem wie etwa auch Milch bei der Kalorienbilanz mitgerechnet werden. Cola-Getränke stören darüber hinaus den Mineralhaushalt, da der hohe Phosphorgehalt die Aufnahme des Kalziums im Körper behindert.

Unter folgenden Bedingungen droht unbemerkter Wassermangel (chronisch milde Dehydrierung):

→ ein schwach ausgeprägtes oder zeitweise verdrängtes Durstempfinden
→ regelmäßiger und hoher Konsum harntreibend wirkender Getränke wie Kaffee, Tee oder Alkohol
→ intensiv betriebener Sport
→ konzentrierte geistige Tätigkeit
→ trockene Luft
→ hochsommerliche Umgebungstemperaturen.

Vorsicht!

Wer langfristig zu wenig trinkt, geht die Risiken von Verstopfung bis hin zu schmerzhafter Harnsteinbildung sowie Dickdarm- und Harnwegskrebs ein.

Trinkwasser

Ohne Wasser hätte sich das Leben auf Erden nicht entwickelt. Auch für jeden Einzelnen bedeutet Trinken Leben. Doch mit welchem Wasser können wir uns etwas Gutes tun, und welches sollen wir meiden?

Kein Lebensmittel wird so regelmäßig und häufig kontrolliert wie das Trinkwasser. Zudem hat der Gesetzgeber strenge Gütekriterien erlassen. Grenzwerte für potenziell schädliche Substanzen wurden so festgelegt, dass selbst empfindliche Menschen bei einer durchschnittlichen Lebensdauer von 70 Jahren täglich 2 l Wasser mit diesen Werten trinken können, ohne daran zu erkranken (zu den genauen Werten siehe Anhang, Seite 116 ff.). So liegt etwa der Grenzwert für Nitrat im Trinkwasser bei 50 mg/l, während er beispielsweise für Freiland-Kopfsalat oder Spinat 2500 mg/kg beträgt.

Nitrat kann in Gebieten mit intensiv betriebener Landwirtschaft, vor allem dort, wo seit langem traditionell Wein angebaut wurde, ins Wasser gelangen. Das Salz der Salpetersäure, das in der Vorstufe Nitrat ungefährlich ist, aber als Nitrit und Nitrosamin u. a. krebserregend sein kann, muss dann in aufwendigen Verfahren herausgefiltert werden. Allerdings ist der deutsche Grenzwert für Nitrat (50 mg/l) in diesem Fall höher als der von der Weltgesundheitsorganisation (WHO) vorgeschlagene (25 mg/l) und in den USA gültige (10 mg/l). Für Säuglingsnahrung sind wegen der Gefahr von Blausucht (Methämoglobinämie) deshalb besondere Vorkehrungen angebracht (siehe Seite 41).

Dass die Grenzwerte der Trinkwasserverordnung nicht überschritten werden, stellt der gesetzliche Auftrag an die Wasserwirtschaft sicher, nach dem die Grenzwerte zu unterschreiten sind (Minimierungsgebot: nutzlose Belastungen vermeiden, nützliche minimieren und schädliche unterbinden). Die Gesundheitsämter wachen darüber.

Gut zu wissen

Der Arbeitskreis Wasser des BBU (Bundesverband Bürgerinitiativen Umweltschutz e. V.) weist darauf hin, dass die Schadstoffaufnahme über feste Lebensmittel und die Atemluft um 100- bis 1000-mal höher liegt als über das Trinkwasser. Erlaubte Höchstmengen von Pestiziden in Obst und Gemüse sind z. B. 10- bis 100 000fach höher als die für Trinkwasser. Wasser aus der öffentlichen Wasserversorgung in Deutschland gehört zu den hygienisch reinsten auf der Welt und ist nach dem Urteil der DGE einwandfrei und als Durstlöscher besonders geeignet.

Dennoch haben Skandale die Verbraucher verunsichert. In Flüssen, Bächen und im Grundwasser finden sich Medikamenten-Spuren, die unseren Arzneimittelkonsum widerspiegeln. So zeigen Messwerte im Winter vermehrt Überreste von Hustenmitteln. Insgesamt wurden in einer Studie im Auftrag der Umweltministerkonferenz rund 60 der meistverschriebenen Wirkstoffe im deutschen Oberflächenwasser nachgewiesen. Sie gelangen durch Urin, Kot und durch unsachgemäß per Hausmüll entsorgte Arz-

neien in den Wasserkreislauf (siehe Seite 17).

Einige Substanzen sind sogar schon ins Grundwasser vorgedrungen, so das Antiepileptikum Karbamazepin, das Schmerzmittel Diclofenac und das Röntgenkontrastmittel Amidotrizoesäure. Allerdings liegt die Dosis den Experten zufolge weit unterhalb der pharmazeutischen Wirkschwelle beim Menschen.

Die in den Wasserkreislauf gelangten hormonähnlichen Stoffe haben dagegen auf Fische in den Gewässern gewisse Wirkungen, wie andere Untersuchungen ergaben. Wie das wiederum die Nahrungskette beeinflusst und welche Folgen für den Menschen damit verbunden sind, gibt reichlich Stoff zu Spekulationen, aber noch keine gesicherten Erkenntnisse.

Äthinylöstradiol, das zur Hormonersatztherapie in Deutschland laut Umweltbundesamt bislang jährlich in einer Menge von insgesamt 50 bis 90 kg verschrieben wurde, findet sich im geringen Maße in Klärwerken, wird dort aber entfernt.

Streitfrage Mineralstoffe und Trinken?

Ist Wasser mehr als das wichtigste durstlöschende Lebensmittel? Kann es unseren Mineralstoffbedarf stillen? Und ist Mineralwasser deshalb qualitativ besser als Trinkwasser?

Wir verwerten Mineralstoffe nur in löslicher Form, entweder ionisiert (im Wasser) oder komplex gebunden (in der Nahrung). Dabei nimmt der Körper geringe Mengen besser auf als hohe (deshalb: 5-mal am Tag essen). Wissenschaftler ermittelten bei Kalzium eine Bioverfügbarkeit (tatsächlich vom Körper aufnehmbare Menge) von 25–45 %, bei Magnesium 35–70 %. Neuere Untersuchungen ergaben, dass die Kalziumaufnahme durch Wasser mit der von Milch vergleichbar ist.

Kalzium: Die empfohlene Menge für Erwachsene beträgt 1000 mg/Tag, das am besten durch Essen von Käse, Milch, Milchprodukten und Gemüse erreicht wird. Es müssten täglich mindestens 5 l eines Mineralwassers mit durchschnittlichem Kalziumgehalt oder 13 l Trinkwasser getrunken werden, um die empfohlene Tageszufuhr zu erreichen. Eine Scheibe Emmentaler (50 g) deckt den Bedarf von Erwachsenen immerhin zu etwa 50 % und ein Glas Milch (0,2 l) zu 12 %.

Magnesium: 300–400 mg/Tag lautet der Referenzwert der DGE. Vollkornprodukte, Bananen, Gemüse und Nüsse sind die wichtigsten Quellen. Ein Glas Mineralwasser (0,2 l) mit einem weit überdurchschnittlichen Magnesiumgehalt von 100 mg/l würde z. B. nur zu 5,7 % den täglichen Bedarf decken, eine Scheibe Vollkornbrot immerhin zu 15 %.

Fazit: Trink- und Mineralwässer tragen nur zu einem geringen Teil zur Mineralversorgung bei. Dabei kann Trinkwasser auf Grund seines geringen Natriumgehaltes (unter 50 mg/l) gegenüber den meisten Mineralwässern punkten. Auch was etwa das Vorhandensein von Verunreinigungen (Bakterien oder Huminstoffe, das sind Zerfallsprodukte von Pflanzen) angeht, kommt das Trinkwasser besser weg als manches Mineralwasser, da für Trinkwasser strengere Bestimmungen gelten. Die Stoffe im Mineralwasser unterliegen bei Lagerung chemischen und biologischen Prozessen, z. B. Verkeimungen, besonders dann, wenn die Flasche geöffnet ist. Leitungswasser ist dagegen frisch, wenn die ersten Liter durch den Wasserhahn geflossen sind, da es in den Versorgungsleitungen ständig in Bewegung ist.

Trinkwasser ist nicht gleich Trinkwasser

Unser Leitungswasser ist von Wasserwerk zu Wasserwerk verschieden, je nachdem, woher das so genannte Rohwasser stammt.

→ Das aus Grundwasser tieferer Schichten gewonnene Wasser ist bereits durch den Boden vorgefiltert.

→ Quellwasser, also Wasser, das vorwiegend aus unterirdischen Vorkommen fließt und ebenfalls natürlich vorgefiltert wurde, braucht wie das Grundwasser nicht aufbereitet zu werden.

Grund- und Quellwasser bilden 73 % des Rohwassers, aus dem unser Trinkwasser gewonnen wird.

→ Oberflächenwasser aus Seen, Flüssen (Uferfiltrate) oder Talsperren sind je nach Region unterschiedlich belastet und werden deshalb mit diversen Verfahren gereinigt. Dazu zählen auch chemische Behandlungen. Das Wasser aus Oberflächenwässern, etwa an Rhein und Ruhr oder in Wiesbaden, wo es mit Grundwasser vermischt ist, wird besonders intensiv überwacht, da dort theoretisch Fremdstoffe auftauchen können.

Woher das örtliche Leitungswasser kommt, erfährt man beim zuständigen Wasserwerk. Es gibt auch Auskunft über die Qualität des Trinkwassers.

Die Wasserwerke garantieren die Wasserqualität allerdings nur bis vor die Haustür. Veraltete Rohre in Häusern, die vor 1973 gebaut wurden, können das

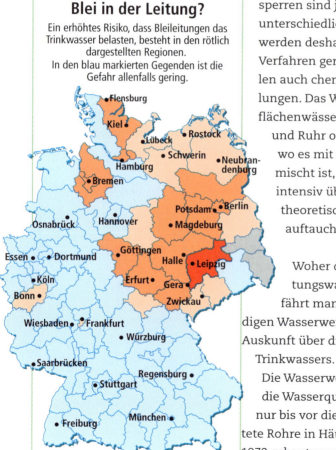

Blei in der Leitung?

Ein erhöhtes Risiko, dass Bleileitungen das Trinkwasser belasten, besteht in den rötlich dargestellten Regionen.
In den blau markierten Gegenden ist die Gefahr allenfalls gering.

Trinkwasser durch nervenschädigendes Blei belasten. Dauerhafte Abhilfe schafft nur der Austausch der Rohre. Als Übergangslösung kommen eine zusätzliche Stichleitung von der Übergabestelle zum Hausnetz in die Küche in Frage oder ein unmittelbar vor dem Wasserhahn eingebauter Filter, der regelmäßig gewartet wird.

Doch auch wer keine bleierne Hausinstallation hat, ist nicht vor Spuren des Schwermetalls gefeit. In den Messinglegierungen moderner Armaturen steckt ebenfalls Blei. Ordnungsgemäß eingebaute Kupfer- oder Zinkleitungen sind dagegen nicht problematisch, da das Wasser einen pH-Wert über 7,4 hat und deshalb nicht mit den Metallen reagiert (Korrosion).

Interessant

5 l Liter Wasser fließen täglich pro Person für Trinken und zur Speisenzubereitung aus dem Hahn eines Haushalts, das sind 4 % des Wasserverbrauchs.

Tipps

→ Wasserleitungen bei alten Häusern auf Blei- und Kupferrückstände überprüfen lassen oder eine Wasserprobe beim Wasserwerk oder der Stiftung Warentest (gegen eine geringe Gebühr) analysieren lassen.

→ Da auch Armaturen Bleianteile haben, stets etwa ein bis zwei Wassergläser ablaufen lassen, ehe das Leitungswasser getrunken wird. Morgens und nach dem Urlaub etwa 5 l (Stagnations-)Wasser abfließen lassen. Mit dem Wasser können z. B. Blumen begossen werden.

→ Für Schwangerschaft und Säuglingsnahrung besondere Vorkehrungen treffen: Nitratgehalt des Wasser erfragen (die Stadtwerke geben Auskunft), Leitungswasser vor Gebrauch abkochen, um mögliche Bakterien und andere Mikroorganismen abzutöten. Für Kleinkinder genügt es, das Wasser kurz ablaufen zu lassen, ehe es für die Nahrung benutzt wird. Als Alternative Mineral- und Tafelwasser verwenden, das mit einem Hinweis auf eine Eignung für die Säuglingsernährung versehen ist (siehe Seite 120).

Gutes Wasser
aus der Quelle

Das niederschlagreiche Deutschland gehört auch zu den quellenreichen Regionen. Die Vorstellung, Quellwasser habe sich von selbst den Weg an die Oberfläche gebahnt (artesisch) und sich ausschließlich in tiefen, vom Menschen unbeeinflussten Gesteinsschichten gesammelt, wirkt vertrauenerweckend. Dieses scheinbar selbständige Wasser wird levitant genannt, weil es vermeintlich nicht den Gesetzen der Schwerkraft (Gravitation) folgt (gravis = schwer, levis = leicht). Esoteriker schreiben ihm deshalb das Attribut «reif» zu, doch artesische Quellen entspringen nur unter dem Druck höherer Grundwasserschichten oder wenn das Wasser sich erwärmt (z. B. Thermalwasser) oder Kohlensäuredruck es nach oben presst. Dass Wasser «reif» sein soll, ist reine Glaubenssache, die sich wissenschaftlich nicht zuordnen lässt. Wer Quellwasser nutzen will, sollte es in Glasbehälter abfüllen, da Plastik chemisch mit dem Wasser reagieren kann. Grundsätzlich sollte man vorher eine Probe beim zuständigen Wasserwerk analysieren lassen. In der Regel ist Quellwasser mineralärmer als Mineralwasser. Es kann

mehr Verunreinigungen aufweisen als das Trinkwasser der öffentlichen Versorgung. Es sollte deshalb kühl gelagert und zügig verbraucht werden, da es ansonsten verkeimen kann.

Gutes Wasser
durch Aufbereiten?

Aus drei Gründen behandeln Konsumenten ihr Leitungswasser: Sie mögen lieber sprudelndes Wasser, möchten den Speichelfluss durch Kohlensäure anregen oder wollen die Wasserqualität verbessern. Der Bundesverband der Gas- und Wasserwirtschaft (BGW) in Berlin weist darauf hin, dass Trinkwasser grundsätzlich nicht nachbehandelt zu werden braucht (Ausnahme: alte Hausbleileitungen). Für die hohe Qualität des Naturprodukts Wasser garantieren die Trinkwasserverordnung und die Wasserwerke.

Wassersprudler
Wer sprudeliges Wasser erfrischender findet, keine Kästen schleppen und langfristig Geld sparen will, greift zum Sprudelgerät. Die gute Qualität des Trinkwassers macht es möglich. Das Gerät enthält verflüssigtes Kohlendioxid in einem austauschbaren Zylinder und gibt es unter

Druck ans Wasser ab. Tester, etwa von Ökotest oder Stiftung Warentest, bestätigen, dass die Aufsprudler diesen Zweck gut erfüllen. Kritisiert wurden lediglich die unterschiedlichen Patronengrößen und Preise sowie dass bei manchen Geräten der Sprudelgrad schlecht einstellbar ist.

Achtung!

Zuvor sollte das Wasser aus dem Wasserhahn geprüft werden, denn die allgemeinen Daten des Wasserwerks können mögliche Verunreinigungen aus Hausleitungen nicht mit einbeziehen (siehe Tipp auf Seite 41).

Das mit dem «Streamer» zugefügte Kohlendioxid muss Lebensmittelqualität besitzen. Abfüllungen mit natürlicher Quellkohlensäure garantieren einen hohen Reinheitsgrad. Wer es sprudeliger liebt, als es der Druck seines Gerätes hergibt, kann das Wasser vorher im Kühlschrank kühlen, denn in kaltem Wasser löst sich mehr Kohlensäure. Zu beachten: Die Geräte müssen einmal die Woche mit heißem Wasser oder in der Spülmaschine (Herstellerangaben beachten!) gereinigt werden, damit sich darin keine Keime vermehren.

Wasseraufbereiter

Viele Trinkwasseraufbereitungsgeräte sind im Handel. Sie können unterschieden werden in Geräte und Anlagen zur physikalisch-chemischen und «energetischen» Aufbereitung. Die physikalisch-chemischen Geräte filtern Schad- und Mineralstoffe aus dem Wasser. Es sind Aktivkohlefilter, Ionenaustauscher, Umkehrosmosegeräte und Dampfdestillatoren.

Aktivkohle filtert das Wasser beim Fließen durch die Kartusche und beseitigt Geruchs- und Geschmacksstoffe (z. B. Huminstoffe), chlorierte Kohlenwasserstoffe, schwer abbaubare Halogenkohlenwasserstoffe, Manganverbindungen und hält Schwebstoffe mechanisch zurück. Dabei ist die Anlagerung von Stoffen an den Kohlefilter von vielen Faktoren abhängig: von der Molekülgröße der Stoffe und deren Ladung (positiv oder negativ), von ihrer Konzentration, von Temperatur und pH-Wert des Wassers, der Porengröße der Kohle sowie von der Kontaktzeit zwischen Wasser und Kohle. Gelöste anorganische Stoffe wie Kalzium- und Magnesiumionen (Kalk) oder gelöste Salze wie Nitrat werden dabei nicht entfernt. Einige spezielle Filter halten aber Kupfer und Blei zurück.

Der Nutzen solcher Austauscher steht und fällt mit der Anwendung: Das Wasser verkeimt, wenn es lange im Vorratsbehälter aufbewahrt wird. Die Kartuschen müssen zudem regelmäßig ersetzt werden, da sie die unerwünschten Stoffe ansonsten bei Sättigung im erhöhten Maß wieder abgeben. Eine Kontrolle, wann der Filter erschöpft ist, ist nicht möglich. Die Hersteller geben meist den Zeitraum von 4 Wochen an.

Ionenaustauscher lösen unerwünschte Stoffe, die im Wasser elektrisch als Ionen gebunden sind, heraus, indem das Wasser an einem Kunstharz, an das nicht schädliche Stoffe gebunden sind, vorbeigeleitet wird. Das Wasser nimmt dann die Ionen aus dem Kunstharz auf und gibt die entsprechend anderen ab.

Der Kationenaustauscher tauscht positiv geladene Elemente wie Kalzium, Kalium, Magnesium, Kadmium, Cäsium, Blei, Kupfer oder Aluminium gegen Wasserstoff- bzw. Natriumionen aus. Der Anionentauscher ersetzt negativ geladene Elemente wie Nitrat, Nitrit, Phosphat, Bromid, Hydrogensulfat oder Jodid durch Hydroxid- bzw. Chloridionen.

Das gewonnene Wasser schmeckt infolge des Natriumanstiegs leicht salzig. Ansonsten gilt für Ionenaustauscher das Gleiche wie für Kohlefilter. Negativ zu Buche schlägt, dass das Bakterien tötende Silber, das dem Filtermaterial oft zur Keimverhinderung zugegeben wird, das Trinkwasser belastet.

Umkehrosmosegeräte, die sich direkt vor den Wasserhahn anschließen lassen, pressen das Wasser unter Druck durch eine halbdurchlässige Membran, durch deren Poren nur die kleinen Wassermoleküle dringen können. Großmolekulare Stoffe wie Salze, Pestizide, Schwermetalle, Medikamentenrückstände, Kalk oder Nitrat, aber auch Asbest oder radioaktive Partikel verbleiben an der Membran und werden vom nachfließenden Wasser in den Wasserkreislauf zurückgespült. Deshalb ist der Wasserverbrauch mindestens 3-mal so hoch wie die Menge des gereinigten Wassers. Umkehrosmose gilt als gründlichstes Filterverfahren und wird z. B. auch in wasserarmen Gebieten zur Trinkwassergewinnung aus Meerwasser eingesetzt. Die Güte ist allerdings abhängig von dem Druck und von vor- und nachgeschalteten Filtern, z. B. Aktivkohlefiltern. Das gewonnene Wasser ist mineralarm, also weich, und bringt den Eigengeschmack von Nahrungsmitteln, etwa Aufgussgetränken, stärker zur Geltung. Beim Tee verhindert es zudem Oberflächenschlieren, und Tontöpfe von osmosewasserbegossenen Pflanzen flocken keine Kalkreste aus.

Wer in einer Gegend lebt, deren Wasserqualität nicht erheblich unter den Grenzwerten der Trinkwasserverordnung bleibt, oder wer in einem Haus mit alten Wasserrohren wohnt, kann die Wasserqualität durch ein vor den Wasserhahn angeschlossenes Gerät verbessern. Allerdings müssen die Geräte gewartet werden, denn die Membranen sind Nährböden für Mikroorganismen.

Achtung!
Sanierung geht vor Aufbereitung. Der BGW gibt außerdem zu bedenken, dass die Geräte fälschlich in Sicherheit wiegen können. Der Verbraucher kann nicht sehen, schmecken oder anderweitig überprüfen, ob das Gerät einwandfrei arbeitet. Wenn nicht, ist das Wasser unreiner als das Trinkwasser.

Dampfdestillatoren entziehen dem Wasser beim Verdampfen und anschließenden Wiedereinfangen alle Mineralstoffe und Spurenelemente sowie Verunreinigungen. Doch chemisch reines Wasser ist «aggressiv», d. h., es versucht sofort, andere Elemente aufzunehmen. Das bedeutet, dass getrunkenes Wasser die Mineralien im Körper an sich bindet und so demineralisierend wirkt.

Obwohl das Trinken destillierten Wassers nicht wie früher behauptet tödlich ist, da wir ja den Mineralnachschub durchs Essen gewährleisten, raten Ernährungswissenschaftler davon ab. Aber überall dort, wo das Wasser weich sein soll, etwa beim Waschen von Haut, Haaren und Kleidung, kann es sinnvoll sein. Der BGW weist darauf hin, dass Destillation und Umkehrosmose jedoch viel Aufwand für ein gutes Gefühl bedeuten, denn die Geräte verbrauchen viel des kostbaren Trinkwassers.

Wasserbelebung
Zwei Verfahren versprechen, die Wasserqualität ohne Chemie zu verbessern: Revitalisieren und Energetisieren. Beim Revitalisieren soll eine Verwirbelung die Wassercluster aus dem Wasserhahn neu strukturieren und damit eingeprägte «schädliche Erinnerungen» löschen. Beim Energetisieren wird das Trinkwasser «magnetisch mit den Schwingungsspektren der 64 lebenswichtigen Spurenelemente» angereichert. Im Handel sind z. B. Geräte,

die diese beiden Verfahren mit der Umkehrosmose verbinden. Den beiden Aufbereitungstechniken liegen Denkmodelle zugrunde, die unter anderem mit den Namen Viktor Schauberger, Wilfried Hacheney, Johann Grander und Dr. Louis-Claude Vincent verbunden sind. Die zahlreichen Verfahren, etwa die Kirlian-Fotografie, Kupferchlorid-Kristallisation, Tropfenbilder oder Körperwiderstandsmessungen, Biotensor-Messungen sowie Hagalis-Kristallanalyse, haben nach wissenschaftlichen Standards keine Aussagekraft, da sie z. B. bei Wiederholungen nicht zu den gleichen Ergebnissen kommen und mit den Bildern nicht belegt werden kann, dass sie die Wirkung der unterstellten Ursachen («Gedächtnis des Wassers») sind (siehe Streitfrage Wasserqualität, Seite 47).

Als einfachste Methode gilt die Wasserbelebung mit Quarzkristallen wie Rosenquarz, Bergkristall oder Amethyst, wodurch Leitungswasser in einer Glaskaraffe belebt werden soll. Angeblich geben die aus wasserfreier Kieselsäure (Quarz) bestehenden Kristalle dem Wasser seine geometrische Struktur zurück, die es in den Wasserwerken und durch das Fließen in den Wasserversorgungsrohren verloren haben soll

(«totes Wasser»). Die BGW weist darauf hin, dass Wasser in den unterirdischen Versorgungsleitungen ebenfalls spiralförmig fließt. «Wasser hat oberhalb von 0 °C keine geometrische Struktur, schon gar keine stabile», sagt Priv.-Doz. Dr. Hermann H. Dieter vom Umweltbundesamt zu der Behauptung. Denn im flüssigen Wasser bilden sich je nach Temperatur pausenlos unterschiedlich große Cluster, die nur locker über Wasserstoffbrücken zusammengehalten werden. Diese Wasserstoffbrücken öffnen sich temperaturabhängig fast ebenso leicht und umkehrbar, wie sie sich schließen, denn ihr Energiegehalt ist gering.

Quarzsand werde auch bei Wasseraufbereitungen eingesetzt, heißt eines der weiteren Argumente für Quarzkristalle in der Karaffe. Wasser durch Sand sickern zu lassen erscheint jedoch effektiver, da er bewiesenermaßen mechanisch Schwebstoffe zurückhält, während Wasser die Anordnung seiner Moleküle über die lose miteinander vernetzten Wasserstoffbrücken schon durch Schütteln verändert.

Streitfrage Wasserqualität

Chemische und mikrobiologische Analysen geben über die Qualität des Leitungswassers keine hinreichende Auskunft, sagen Kritiker. Die Qualität werde einseitig durch wissenschaftliche Methoden (quantitativ) bemessen. Über den bioenergetischen Zustand sage die chemische Analyse nichts aus. Bei ihrer Argumentation führen sie die Homöopathie ins Feld. Was diese Erfahrungs-Heilkunde im positiven Sinne nütze, die «Erinnerung» des Wassers an eingeschüttelte Wirkstoffe, die nach der ständigen Verdünnung materiell nicht mehr im Wasser vorhanden sind, gebe es auch im Umkehrschluss: Wasser speichere und vermittle Informationen über Schadstoffe, mit denen es in Kontakt kam, auch wenn es konventionell gereinigt durch stählerne Rohre zum Wasserhahn fließe. Besser sei reines Quellwasser aus tiefen Gesteinen, das von Menschenhand unbeeinflusst sei. Wo das nicht zur Verfügung stehe, brauche Wasser Verwirbelungen, um sich dieser «Erinnerungen» zu entledigen.

Nach diesem Denkmodell ist Leitungswasser «totes» Wasser, weil es seiner natürlichen Bewegung, dem spiralförmigen Fließen und Mäandern, beraubt wurde. Die «bioenergetische Qualität» des Wassers lasse sich durch Aufwirbeln verbessern, da die «Erinnerung» in den Clustern der bindungsfreudigen Moleküle stecke, die durch Aufwirbelung so viele neue Verbindungen eingingen, dass die Erinnerungen weg seien.

Gesichertes Wissen ist, dass Wasser auch in Leitungen spiralförmig fließt und die Cluster von flüssigem Wasser nicht stabil sind. Tatsächlich bilden sich ständig so viele neue Wasserstoffbrücken, dass sie selbst mit leistungsfähigen Computern nicht berechenbar sind. Das bedeutet, dass auch zuvor verwirbeltes Wasser im Becher wieder andere Verbindungen eingeht. Das «Gedächtnis» von Wasser ist dagegen genauso reine Glaubenssache, wie die Wirkungsweise der Homöopathie bislang nicht wissenschaftlich schlüssig geklärt werden kann.

Wasser aus der Flasche

Dem Wasser aus der Leitung hängt das Image des «Unfeinen» an, und Auslandsurlaube zeigen, dass nicht jedes Leitungswasser unbedenklich trinkbar ist. Manche mögen auch schlichtweg den Geschmack ihres Trinkwassers nicht, wollen nur sprudeliges Wasser oder solches mit einer Extraportion Mineralien oder gar mit Vitaminzusätzen kaufen. Auch sauerstoffangereichertes Wasser ist im Handel.

Wasser aus der Flasche werden unterschieden nach Tafelwasser, Quellwasser, Mineralwasser und Heilwasser. Die Heilwässer werden überwiegend über Apotheken oder spezialisierte Getränkehändler vertrieben.

Tafelwasser

Tafelwasser ist kein Naturprodukt, sondern «künstlich» als Mischung verschiedener Wässer hergestellt. Leitungswasser bildet oft die Basis. So bezieht Coca-Cola, der Hersteller von Bonaqa, das Wasser beispielsweise wie jeder Haushalt in Soest vom dortigen Wasserwerk. Grundsätzlich können dem Leitungswasser Sole (natürliches salzreiches Wasser), Meerwasser, Mineralsalze und Kohlensäure zugesetzt sein. Kohlensäure sorgt nicht nur für das Sprudeln auf der Zunge, sie kann auch geschmackliche Nachteile überdecken, die von anderen Mineralstoffen ausgehen.

Tafelwasser wird meist mehrere Male filtriert und zusätzlich entkeimt. Wird es als sprudelndes Wasser angeboten, darf es «Sodawasser» heißen, wenn es mindestens 570 mg/l Natriumhydrogenkarbonat sowie Kohlendioxid enthält.

Ob es sinnvoll ist, Tafelwasser zu trinken, hängt für die meisten vom persönlichen Geschmack ab. Dort, wo das Leitungswasser nicht schmeckt, weil es z. B. stark gechlort ist, mag es eine Alternative sein. Zwar enthält Tafelwasser meist eine ausgewogenere Mischung an wichtigen Mineralien, doch da Wasser den Mineralbedarf nur unmaßgeblich decken kann, ist das im Prinzip lediglich filtrierte und angereicherte Leitungswasser vergleichsweise teuer. Zugesetzte Vitamine sind im Wasser Experten zufolge ohnehin überflüssig.

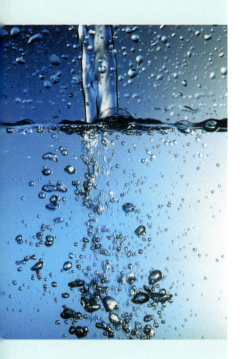

Quellwasser

Quellwasser, das in den Handel gelangt, ist aus unterirdischen Vorkommen an der Quelle abgezapft und wird in Flaschen oder Kanister gefüllt. Es darf wie Mineralwasser behandelt werden und die Obergrenzen der Mineral- und Tafelwasserverordnung nicht überschreiten. Es kann aber weniger Mineralstoffe und Spurenelemente als jenes enthalten. Deshalb bedarf es anders als Mineralwasser keiner amtlichen Anerkennung, muss aber den Kriterien genügen, die für Trinkwasser gelten.

Mineralwasser

Mineralwasser ist das beliebteste alkoholfreie Getränk. Mehr als 100 Liter trinkt der Durchschnittsdeutsche im Jahr. Das Wasser stammt aus bis zu 1000 m tiefen unterirdischen Wasservorkommen. Es enthält Mineralstoffe und Spurenelemente, deren Zusammensetzung sich von Quelle zu Quelle unterscheidet.
Die Mineral- und Tafelwasserverordnung (MTVO, letzte Fassung März 2003, siehe

Seite 119 f.) schreibt vor, dass die Beschaffenheit des reinen Naturprodukts Mineralwasser nicht verändert werden darf. Nur Eisen und Schwefel dürfen entfernt werden, da sie Aussehen, Geruch und Geschmack beeinträchtigen. Mineralwasser, das zur Zubereitung von Säuglingsnahrung verwendet wird, muss besonders strenge Kriterien erfüllen (siehe Anhang Seite 120).

Doch in puncto Sicherheit verhält es sich nicht anders als beim Trinkwasser. Chemiker und Mikrobiologen fanden 2003 bei einer Stichprobe im Auftrag der Stiftung Warentest z. B. bis auf eine Ausnahme zwar keine Schadstoffe. Doch überschritten zwei für Säuglingsnahrung ausgezeichnete Wässer die Grenzwerte der zugelassenen Mineralien und hätten das Etikett nicht tragen dürfen.

Die Tester stellten weiter fest, dass fast die Hälfte der getesteten Mineralwässer nach dem weinartig riechenden Acetaldehyd schmeckte. Das ist ein Abbauprodukt von PET-Flaschen (Flaschen aus dem Kunststoff Polyethylenterephthalat).

> ### Streitfrage PET- oder Glasflasche?
> Zweifelsohne ist die PET-Flasche leichter. Doch der Kunststoff gibt Stoffe an das Wasser ab. Die Abbauprodukte gelten zwar als gesundheitlich nicht bedenklich, beeinträchtigen aber den Geschmack.

Viele getestete Mineralwässer enthielten auch Huminstoffe, die bei Humusbildung aus abgestorbenen Pflanzenteilen entstehen und in waldnahen Talsperren oder Grundwasser aus Mooren oft vorkommen. Bei der Aufbereitung zu Trinkwasser werden diese Stoffe entfernt, da Schwermetalle und Pestizide daran haften können und Wasser mit Huminstoffen schneller verkeimt.

Das Naturprodukt «natürliches Mineralwasser» darf aber nicht aufbereitet werden. Dennoch bewegte sich der Keimgehalt der getesteten Wässer in Toleranzgrenzen. Allerdings wichen die Testergebnisse vom deklarierten Inhalt ab: Im Test lagen einzelne Mineralstoffgehalte um mehr als 20 % über oder unter den angegebenen Werten.

Tipps

NIEDRIGER BLUTDRUCK: Kreislaufschwankungen aufgrund zu niedrigen Blutdrucks lassen sich mit einem Glas natriumreichen Mineralwassers rasch bessern. Der Natriumgehalt sollte mindestens 500, besser noch 1000 mg/l betragen.

Diät: Ein Glas Mineralwasser vor und während des Essens dämpft das Hungergefühl. Mit einem Schuss Apfelessig oder Zitronensaft kann es zusätzlich belebend wirken.

HAUT: Weiches (kalziumarmes) Mineralwasser auf die Haut gesprüht, belebt und steigert die Durchblutung, z. B. nach einem stressreichen Tag, bei Klimaanlagen, Heizungsluft oder im Flugzeug. Wasser, das z. B. in einen gut ausgespülten Parfüm-Zerstäuber gefüllt ist, auf die Haut sprühen und sie anschließend leicht abtupfen. Das Wasser sollte weich sein, weil es sonst den Säureschutzmantel der Haut, also den wasser- und fetthaltigen Film, der die Haut überzieht, angreift. Bei Flügen sollte man zudem ein Glas Wasser pro Stunde trinken.

Heilwasser

Wie Mineral- und Quellwasser stammt Heilwasser aus unterirdischen, vor Verunreinigungen weitgehend geschützten Wasservorkommen und wird unverändert direkt an der Quelle abgefüllt. Heilwässer sind keine Durstlöscher; sie unterliegen dem Arzneimittelgesetz und sind wegen ihrer vorbeugenden, lindernden oder heilenden Eigenschaften zugelassen. Vorwiegend werden sie unterstützend bei Kuren und zur ärztlichen Behandlung eingesetzt. Meistens zeichnen sie sich durch einen höheren Mineraliengehalt aus, als in der Mineralwasserverordnung zugelassen ist.

Je nachdem, ob die Heilwässer mehr Natrium, Kalzium, Mangan, Lithium, Kalium, Eisen, Jod, Chlor, Magnesium, Schwefel, Fluor, Kieselsäure oder Hydrogencarbonat in nennenswerten Mengen enthalten, werden sie gegen Magen- und Darmbeschwerden, Blutdruckprobleme, für Frauen in der Schwangerschaft und in den Wechseljahren, gegen Nieren- und Blasenerkrankungen, bei Problemen mit den Atemwegen, gegen Prostataerkrankungen, gegen Stoffwechselbeschwerden, bei

Knochenproblemen, gegen leichte Depressionen, bei Leber und Galleerkrankungen, bei Herz- und Kreislauferkrankungen sowie unterstützend bei der Krebsbehand-

lung eingesetzt. Die natürlichen Heilwässer, deren Zusammensetzung wie bei Mineralwässern nicht verändert werden darf, enthalten aber nicht ausschließlich gesundheitsfördernde Mineralien. Manche Wässer enthalten auch vermehrt Nitrat (siehe Seite 54).

Sauerstoffwasser

Sauerstoffwasser (O_2-Wasser), dem unter Druck reiner Sauerstoff zugesetzt wurde, wird in der Fitnesswelt als «Zaubertrank» gefeiert. Das Mehr an Sauerstoff bringt dem Ausdauersportler angeblich mehr Kraft und Leistung. Die Hersteller glauben außerdem, dass es das Immunsystem stärkt, die Durchblutung steigert, die Fettverbrennung verbessert und den Stoffwechsel insgesamt optimiert.

Was sagen Experten dazu? Bislang fehlen von der Fachwelt anerkannte wissenschaftliche Studien. Es gibt allerdings Hinweise, dass der im Wasser gebundene lebenswichtige Energielieferant für die Stoffwechselabläufe auch durch die Magenwand dringen kann und das venöse Blut zusätzlich mit Sauerstoff versorgt. Ob das einen entscheidenden gesundheitlichen Nutzen hat, ist nicht durch aussagekräftige Langzeitstudien belegt. Über Schäden ist aber auch nichts bekannt.

Fest steht: Der Mensch braucht 20 bis 500 g Sauerstoff pro Stunde und nimmt das Gas durch Atmen ein. Der Sauerstoffgehalt der Fitnesswässer liegt dagegen im mg-Bereich. Einmal kräftig durchgeatmet – und das Blut ist stärker mit dem Atemgas gesättigt als durch einen Schluck aus der Flasche, aus der ein Großteil des Gases ohnehin sofort nach dem Öffnen entweicht. Die Stiftung Warentest bezeichnet Sauerstoffwasser deshalb als «Luftnummer» und kritisiert den flachen Geschmack des weichen Wassers. Einige getestete Wässer enthielten zudem Acetaldehyd, ein Abbauprodukt aus den Kunststoffflaschen (siehe Seite 50). Das Fazit der Tester: Da Glaube bekanntlich Berge versetzt, könnten die Trendwässer glücklich machen. Der Preis für das Glaubensglück aus der Flasche beträgt derzeit 4,55 Euro pro Liter.

Warenkunde

Natürliches Mineralwasser darf gewerbsmäßig nur in den Verkehr gebracht werden, wenn zusätzlich zu den Vorschriften der Lebensmittel-Kennzeichnungsverordnung Ort und Name der Quelle sowie der Analysenauszug (Nennen der charakteristischen Bestandteile) auf dem Etikett vermerkt werden. Eisen- und Schwefelentzug, z. B. durch Ozon, müssen durch die Angaben «enteisent» oder «entschwefelt» gekennzeichnet sein.

«Natürliches kohlensäurehaltiges Mineralwasser» und «natürliches Mineralwasser mit eigener Quellkohlensäure versetzt» sind Wässer, die mit Kohlendioxid aus derselben Quelle versetzt wurden, während das Kohlendioxid des «natürlichen Mineralwassers mit Kohlensäure versetzt» auch aus anderen Quellen stammen darf. **«Stilles Wasser»** ist ein Mineralwasser mit weniger als 5,5 g/l Kohlensäure. Die Bezeichnung **«Säuerling»** oder «Sauerbrunnen» darf ein Mineralwasser tragen, wenn es einen natürlichen Kohlendioxidgehalt von mehr als 250 mg/l aufweist. Auch «Kohlensäure ganz entzogen» oder «Kohlensäure teilweise entzogen» muss auf dem Etikett vermerkt werden. Natürliche Kohlensäure, das ist in Wasser gelöstes Kohlendioxid, stammt aus dem abgekühlten Magma der Vulkane der erdgeschichtlichen Vergangenheit. Es soll leicht bakterientötende Eigenschaften haben, macht das Wasser haltbarer und gibt einen frischen Geschmack. Allerdings macht es das Wasser auch saurer und kann in großen Mengen genossen die Zähne angreifen.

«Fluoridhaltig» wird ein Mineralwasser genannt, wenn es mehr als 1,5 mg/l Fluorid enthält. Wasser, dessen Gehalt an Fluorid 5 mg/l übersteigt, muss den Warnhinweis enthalten, dass es wegen des erhöhten Fluoridgehaltes nur in begrenzten Mengen getrunken werden darf.

Chloridwässer haben Salzgestein durchlaufen, **Sulfatwässer** haben Schwefel aus Gipsgestein aufgenommen, und **Hydrogenkarbonatwässer** sind mit Kalkgestein in Kontakt gekommen.

Das beste Wasser?

Welches Wasser ist nun das beste? Angesichts der Trinkwasserversorgung in Deutschland können gesunde Menschen per Geschmack entscheiden, ob sie ihren Flüssigkeitsbedarf aus dem Wasserhahn oder aus der Flasche stillen. Eine finnische Studie aus 2004 legt den Schluss nahe, dass hartes Trinkwasser das Risiko für Herzinfarkt senkt. Zudem wird ein hoher Kalzium- (über 150 mg/l) und Magnesiumgehalt (über 50 mg/l) gemeinhin als gut schmeckend erlebt. Ein niedriger Nitrat- (unter 25 mg/l) und Nitritgehalt (unter 0,1 mg/l) schränkt eine Gesundheitsgefährdung ein. Ein niedriger Natrium- (unter 20 mg/l) und Chloridgehalt ist sinnvoll für alle, die sich stark eiweißhaltig ernähren. Wer zuckerreich isst, sollte Wasser ohne Kohlensäure bevorzugen, um die Zahnschädigung in Grenzen zu halten. Sportler sind gut mit einem Mineralwasser beraten, das reich an Magnesium (über 50 mg/l) und Natrium (über 400 mg/l) ist. Gestresste und Frauen, die mit der Pille verhüten, sowie Patienten, die Diuretika oder Kortikoide nehmen, können mit magnesiumhaltigen Wässern ihren erhöhten Magnesiumbedarf bedienen. Wer seine Knochen gut versorgt wissen will, wählt ein Mineralwasser mit mindestens 250 mg/l Kalzium (siehe auch Seite 121).

Wasser-Hausmittel

Wasser, unser preiswertestes (Über-)Lebensmittel, ist zugleich unser kostbarstes – und universal einsetzbar. Es nimmt beim Waschen den Schmutz auf, es ist ein idealer Durstlöscher und fördert Gesundheit bei innerer wie äußerer Anwendung.

Wassertrinken sichert Überleben und Leistungsfähigkeit. Bei Hitze «erzwingt» meist der Durst das richtige Trinkverhalten. Doch auch in der kalten Jahreszeit heißt das Gebot für Gesundheit und Fitness: viel trinken. Die Schleimhäute müssen widerstandsfähig gegen Viren und Bakterien bleiben. Als Getränke bieten sich besonders heißes Wasser und heiße Tees an.

Mit Wasser gegen Erkältung

Im Ayurveda wird abgekochtes Wasser möglichst heiß getrunken, um zu entschlacken. Mit ein paar Stückchen gequetschtem Ingwer versehen, soll das heiße Wasser bei Atemwegserkrankungen zudem lindernd und keimtötend wirken. Das Wasser sollte mindestens 20 Minuten leicht vor sich hin köcheln, damit es bindungsfreudiger wird und vermehrt Schlackenstoffe aus dem Körper aufnehmen kann.
Doch die Fähigkeit des Wassers, Stoffe, sowie Wärme und Kälte zu transportieren, kann auch anderweitig genutzt werden. Der Rat, bei Erkältungen eine kräftige Hühnerbrühe zu trinken, geht zurück auf Moses Maimonides, einen Gelehrten aus dem 12. Jahrhundert. Eine amerikanische Vergleichsstudie zwischen dem Trinken von Hühnersuppe, heißem und warmem Wasser ergab, dass Hühnersuppe die Schleimlösung besser als heißes Wasser unterstützt. Die Hühnerbrühe sollte kaum gesalzen werden,

damit die Salze aus Fleisch und Gemüse ins Wasser übergehen. Als Erkältungstees haben sich Lindenblüten- und Holunderblütentee bewährt. Sie regen die Schweißbildung an, sodass Keime getötet und über die Haut ausgeschieden werden können. Sie gelten deshalb auch als vorzügliche Entschlackungstees.

So wird's gemacht:

Lindenblütentee: 2 Teelöffel voll Blüten in eine Tasse geben und mit kochendem Wasser überbrühen. 5 min ziehen lassen, abseihen und 3-mal am Tag möglichst heiß trinken.
Holunderblütentee: 2 Teelöffel in eine Tasse geben und mit kochendem Wasser überbrühen. 10 min ziehen lassen, abseihen und 3-mal am Tag möglichst heiß trinken.

Auch der zusätzliche Vitamin-C-Bedarf wird am besten durch Wasser zugeführt (eine Zitrone auspressen und in ein Glas mit heißem Wasser geben, mit Traubenzucker oder Honig süßen). Die klassische Vorbeugung in der Erkältungszeit und gleichzeitige Methode der Symptomlinderung bei Schnupfen heißt: tägliche Nasenspülungen mit physiologischer Salzlösung, also Wasser, mit dem gleichen Salzanteil wie das Blut, bei beginnendem Schnupfen etwa 4-mal am Tag. Nasenspülungen waschen den mit Erregern und Schmutz besiedelten Schleim heraus, lösen verkrustete Borken und befeuchten die Schleimhäute. Eine Studie aus dem Jahr 2003 an Bundeswehrsoldaten bestätigte ihre Wirksamkeit. Nasenduschen gibt es in der Apotheke. Das Salzwasser (1/2 Teelöffel Salz auf 1/4 l lauwarmes Wasser) muss täglich frisch zubereitet werden, damit es nicht verunreinigt wird. Dazu kann normales Kochsalz, auch wenn es jodiert oder fluoridiert ist, genommen werden. Einige Studien legen nahe, dass basische Solen wie das Natürliche Emser Salz die Flimmerhärchen der Nasenschleimhaut besser aktivieren, andere fanden dagegen keine signifikanten Unterschiede.

Leichte Halsschmerzen können mit Gurgeln gelindert werden. Eine frisch zubereitete Salzwasserlösung aus 1/2 Teelöffel Salz in 1/4 l vorher abgekochtem, warmem Wasser hält den Rachen feucht und wirkt leicht keimtötend (antiseptisch). Gurgellösungen mit Salbei oder Thymian lindern den Schmerz und wirken in der Mund- und Rachenschleimhaut entzündungshemmend

(10 Tropfen von der Salbeitinktur oder vom Abhusten fördernden Thymianöl auf 0,2 Liter kaltes Wasser).

So wird's gemacht:
Kopf übers Waschbecken beugen und leicht schräg zu einer Seite halten, den Mund öffnen und die lauwarme Salzlösung mit der Tülle in das obere Nasenloch einfüllen; die Lösung läuft durchs untere Nasenloch wieder heraus, wenig kann in den Rachen gelangen. Anschließend Nase leicht schnäuzen und das andere Nasenloch genauso behandeln.

In geheizten Räumen sollte auf ausreichend hohe **Luftfeuchtigkeit** geachtet werden. Unglasierte Tonschalen mit Wasser auf die Heizungen zu stellen oder nasse Handtücher vor die Heizungen zu hängen, damit das verdunstete Wasser die Raumluft befeuchtet, hilft, die Schleimhäute nicht weiter zu strapazieren.
Dampfinhalationen mit im Wasser gelösten Salz (1/4 Stunde lang mit 10 g/l, kann auf 50 g/l gesteigert werden) erleichtern das Atmen bei geschwollenen Nasenschleimhäuten. Das Anfeuchten der Atemwege lässt das Sekret besser abtransportieren.

Da kalte Füße über den Blutkreislauf zu einer Temperatursenkung vor allem der Schleimhäute, die der kalten Luft am meisten ausgesetzt sind, führen, gehört ein Fußbad zur klassischen Vorbeugung, zum Beispiel mit Heublumen aus der Volksmedizin.

So wird's gemacht:
Eine Hand voll Heublumen mit 1 l heißem Wasser in einem Eimer überbrühen. Mit warmem Wasser auffüllen, sodass die Füße über die Knöchel im Wasser stehen. 10 min baden, dann abtrocknen und Wollsocken überziehen.

Ein heißes Vollbad soll einer beginnenden Erkältung den Garaus machen können. Die Wärme sorgt unter anderem für eine bessere Durchblutung der Schleimhaut, was die körpereigene Abwehr schlagkräftiger macht. Anschließend am besten ins warme Bett legen und schlafen.

Erkältungsbäder mit den leicht flüchtigen ätherischen Ölen aus Eukalyptus, Nadelholz und Thymian sowie Kampfer und Menthol erleichtern Jugendlichen und Erwachsenen das Atmen, indem sie die Selbstreinigungskräfte der Atemwege steigern (weitere Tipps zu Erkältungsmitteln und Vorbeugung gibt Karin Willen: Schnupfen, Husten, Heiserkeit. Rowohlt 2003).

Mit Wasser das Immunsystem stärken

Das Wissen um die Heilkraft des Wassers ist seit alters in allen Kulturen verbreitet. Schon bei den alten Ägyptern, Griechen und Römern galten Badekuren als wichtige medizinische Behandlungsformen. Auch heute lindert Leitungswasser von der Schulmedizin anerkannt Leiden an Körper und Seele. Ein alltagstaugliches Konzept hat sich vor fast 200 Jahren in Deutschland etabliert: die unspezifischen Heilverfahren nach dem Wörishofener Pfarrer und Naturheilkundigen Sebastian Kneipp (1821–1897). Heilen mit Wasserkraft (Hydrotherapie) ist ein wichtiger Bestandteil der Kneipp-Therapie. Weitere Grundlagen sind die Pflanzenheilkunde, Bewegungs-, Ernährungs- und Ordnungstherapie (z. B. geregelter Tagesablauf inklusive Entspannungstechniken). Regelmäßige abhärtende Anwendungen mit Wasser beugen u. a. Erkältungen vor: Sie provozieren eine Reaktion der Nerven, des Kreislaufes und des Stoffwechsels und können daher fast jede damit zusammenhängende Erkrankung günstig beeinflussen. Abwehrkräfte und allgemeines Wohlbefinden können so auch bei chronischen Erkältungskrankheiten gestärkt werden (Vorsicht: nicht unbedingt während der akuten Phase damit beginnen). Die Wirkung resultiert aus dem Temperaturunterschied zwischen Körper und Wasser (Wärme- und Kältereize), aus dem Wasserdruck und aus den zum Teil verwendeten Badezusätzen, sie tritt nach drei Monaten ein.

Die wichtigsten Anwendungen nach Pfarrer Kneipp sind:

→ Wassergüsse
→ Bäder und Wechselduschen
→ Packungen und Kompressen
→ Wassertreten.

Was passiert bei Kneipp-Anwendungen? Die Temperaturreize trainieren die Gefäße, die sich dadurch schneller an Temperaturschwankungen anpassen können, indem sie sich bei Bedarf rasch ausdehnen oder zusammenziehen. Außerdem regen sie die Durchblutung an und sorgen so dafür, dass die Immunzellen optimal im Körper patrouillieren können. Forscher beobachteten zudem, dass die weißen Blutzellen sich bei solchen Behandlungen

vermehren, die T-Lymphozyten aktiviert werden und das immunologische Gedächtnis intensiviert wird, während das Stresshormon Kortisol nach drei Wochen Kälteanwendung nicht mehr ausgeschüttet wird, also der Patient gegen Stress abgehärtet wurde.

Wichtig:
Kältereize nicht frierend beginnen. Das überfordert die körpereigene Wärmeregulierung und bedeutet Stress.

Nach dem morgendlichen Duschen kurz **kalt abbrausen** kurbelt den Kreislauf an und bringt das Immunsystem auf Trab. Rechts außen (herzfern) unten am Bein beginnen, den Strahl bis zum Knie oder zur Hüfte nach oben leiten und dann an der Beininnenseite abwärts. Anschließend das linke Bein. Das gleiche Procedere an den Armen.

Beim **Wechselduschen** wird mit einem Kaltwasserstrahl nach obigem Schema begonnen, dann warm geduscht und das Ganze 2-mal wiederholt. Wichtig: die Anwendung mit dem Kältereiz beenden.

Wechselfußbad: Je ein hoher Eimer, der möglichst bis über die

Waden reicht, wird mit 35 bis 40 °C warmem und mit 12 bis 20 °C kaltem Wasser gefüllt. Erst die Beine 5 min warm baden, dann für 1 min ins kalte Wasser stecken. 2-mal wiederholen und mit dem Kältereiz enden. Wer den Grund des kalten Wassereimers mit kleinen Kieseln ausstattet und darauf tritt, steigert die durchblutungsanregende Kältebehandlung. Warme Vollbäder aktivieren den Parasympathikus, die Gefäße weiten sich, und die Verdauung wird angeregt, während kühle Vollbäder die Darmaktivität eher bremsen und den Blutdruck steigern. Als Zusätze empfiehlt Kneipp bei beginnendem Infekt Eukalyptus; von Thuja- oder Zitronenöl und Thymian gilt eine hustenmindernde Wirkung als erwiesen. (Vorsicht: nicht für Herz-Kreislauf-Kranke!)

Übrigens:
Singen steigert die Abwehrkräfte. In einer Studie hatten die Mitglieder eines Frankfurter Chors 2004 nach dem Singen deutlich mehr Immunglobuline im Körper als vorher. Also sollten Wanne und Dusche stets für ein Lied gut sein. Ähnliches wird auch vom Lachen berichtet.

Saunabaden steigert im Zuge des Abhärtens die Schleimproduktion in den Bronchien. Die derart befeuchteten Atemwege zeigen sich gegen Erreger widerstandsfähiger.

Tipp
Die Sitte, sofort nach dem Saunagang ins kalte Tauchbecken zu springen, ist unhygienisch. Besser und kreislaufschonender: vor dem Sprung ins kalte Wasser lauwarm abduschen.

Die Trockensauna nach finnischem Vorbild ist die extremste Form der Heiß-kalt-Reiztherapie. Die maximal drei Gänge sollen zwischen 8 und 12 min dauern. Dazwischen 20 min lang ruhen. Experten empfehlen das wöchentliche, dosierte Schwitzen mit dem anschließenden Kälteschock als gute Erkältungsvorbeugung für Menschen, die nicht herzkrank oder akut erkältet sind und keine Kreislaufprobleme oder Krampfadern haben. Schwangere sollten die Sauna eher meiden. Blutdruckprobleme, Durchblutungsstörungen, chronisches Rheuma und depressive Verstimmungen sollen sich durch den Gang in die Sauna bessern. Kindern wird die Sauna bei Schlafstörungen und Konzentrationsschwächen empfohlen.

Aber auch andere Saunen, etwa das weniger heiße Dampfbad mit 90 % Luftfeuchtigkeit, die Bio-sauna, bei der ätherische Öle in 45 % Luftfeuchtigkeit wirken, die dreistufige römische Dampfsauna oder das zweistufige türkische Bad (Hamam) können den Organismus winterfest machen. Die Abschreckung mit kaltem Wasser soll hier allerdings ebenfalls die Behandlung abschließen. Nur bei ayurvedischen Kräuter-saunen wird in Decken eingehüllt nachgeschwitzt und langsam auf Normaltemperatur heruntergekühlt.

Trinken ist bei allen Schwitzkuren ein «Muss». Wasser (alternativ: Kräutertees oder verdünnte Säfte) ersetzt die durchs Schwitzen verlorene Flüssigkeit im Körper. Die Heilwirkung der Wärmebehandlungen kann durch vorherige Bürstenmassagen noch gesteigert werden.

Wasser-Kuren

Die heilende Kraft des Wassers hat in Deutschland Tradition. Im Vergleich mit dem deutschen Heilbäderwesen oder dem europäischen Spa (lat. sanus per aqua = Gesundheit durch Wasser) ist die aktuelle Wellness-Bewegung noch relativ jung, mit der Dr. Donald Ardell und Dr. John Travis in den 70er Jahren die Kostenexplosion im amerikanischen Gesundheitswesen bremsen wollten. Ihr Motto: Gesundheit muss Spaß machen, damit die Menschen auf Dauer freiwillig dazu bereit sind, ihr zuliebe etwas zu tun, das lästig ist oder schwer fällt. Die Psychoneuroimmunologie liefert heute den wissenschaftlichen Beweis, dass Wohlfühlen tatsächlich die Selbstheilungskräfte über komplizierte Kreisläufe von Botenstoffen im Körper aktivieren kann. Viele traditionelle Heilbäder in Europa haben Wellness-Elemente in die klassische Badekur integriert und damit das Wohlfühlen gleichberechtigt neben Vorbeugung und Regeneration gestellt. Hochwertige Ausstattung, farblich angenehmes Ambiente, gastfreundliche Aufmerksamkeit, die im Hotelwesen üblich sind, und Massagen mit Aromaölen sind Beispiele der Öffnung des Kurwesens.

Gesunde Temperaturen

Wasser ist das ideale Medium für heilende Reize auf den Körper. Je nach Temperatur lindert es nebenwirkungsarm zahlreiche Beschwerden und leitet die Gesundung ein.

0–6 °C	Für Eiskompressen nach Verletzungen bei Sport und Spiel wie Prellungen und Verstauchungen oder bei Kopfschmerzen. Eiswürfel zerstoßen und, in ein Küchentuch gewickelt, ein paar Minuten auf die Stelle bringen.
6–10 °C	Kurze, sehr kalte Güsse und Duschen erfrischen und vitalisieren, z. B. beim Kneipp'schen Wassertreten (nicht bei Müdigkeit und Vorsicht bei Herz-Kreislauf-Problemen).
10–18 °C	Ideale Kontrasttemperatur nach heißem Bad oder heißer Dusche für Gesunde. Als Wickel bei örtlichen Entzündungen, Gelenkergüssen, Verstauchungen, Venenentzündungen bis zur Erwärmung des Wickels. Zur Stoffwechselanregung bei Verstopfung gut ausgewrungen bis zu 2 Stunden auf den Bauch legen.
15–20 °C	Gute Temperatur für eine erfrischende Dusche.
18–25 °C	Ein lauwarmes Vollbad ist die ideale, länger anhaltende Erfrischung in heißen Sommern.
25–35 °C	Richtige Temperatur für warme und heiße Packungen.
35–37 °C	Gut für eine beruhigend wirkende warme Dusche.
36–37 °C	Ideale Temperatur für ein Entspannungsbad, wenn man anschließend noch etwas vorhat.
37–38 °C	Badetemperatur für wohlige Wirkungen.
38–40 °C	Gute Temperatur für eine entspannende Dusche (gezielt auf den Nacken). Vollbäder ab 38 °C wirken entgiftend und entspannend auf die Muskeln, aber entfettend auf die Haut und machen müde. Nach diesem «künstlichen Heilfieber» also gut eincremen.
38–45 °C	Sehr heißes Wasser (Wärmflasche) lindert kurz angewendet starke Beschwerden wie Hexenschuss oder Ischias.

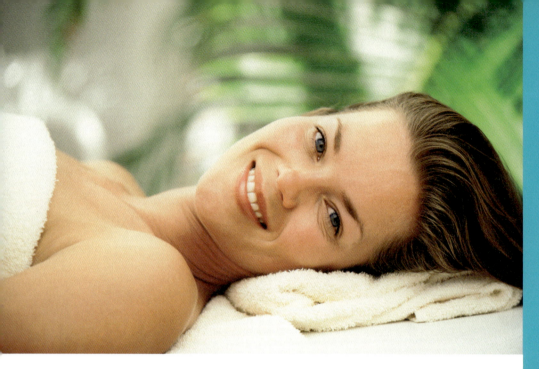

Das Meer in der Wanne

Aus Frankreich kommt die Meer-
wasserkur Thalasso (griech. tha-
lassa = Meer), die allerdings auch
an der Nordsee, selbst in Kurorten
wie Baden-Baden Anwendung
findet. Der französische Biologe
René Quintoie führte 1904 die heilende Kraft des Meerwassers unter anderem auf Ähnlichkeiten
zwischen Mensch und Meer zurück: Der menschliche Körper besteht wie die Erdoberfläche zu $^7/_{10}$
aus «Salzwasser». Seine Heilkraft
erhält das Meerwasser durch die
Vielfalt an Mikroorganismen, die
bakterientötende und entzün-
dungshemmende Funktionen
haben, vor allem aber durch die
zahlreichen Mineralien, die den

Stoffwechsel anregen und das Immunsystem stärken.

Bei der Thalasso-Therapie sichert
die Erwärmung des Meerwassers
auf 34 bis 36 °C die Aufnahme der
Wirkstoffe durch die Haut in den
Blutkreislauf, entkrampft gleichzeitig die Muskulatur und aktiviert das Immunsystem durch
Wohlbefinden. Unterwassermas-
sagen, Strahlduschen, Packungen
aus Meerschlamm und meist pul-
verisierten Algen unterstützen die
Wirkung. Eiswickel sollen Stoffwechsel und Durchblutung anregen, damit die Algenwirkstoffe
besser über die Haut aufgenommen werden und das Gewebe
gestrafft wird.

Die Thalasso-Therapie wird als

Heilverfahren nach Unfällen, Operationen, bei Haltungsschäden oder Sportverletzungen empfohlen. Weitere Anwendungsgebiete sind Schmerzzustände durch rheumatische Erkrankungen, Sehnenentzündungen sowie Herz- und Kreislaufstörungen. Die Kur wird jedoch nicht von den Krankenkassen bezuschusst. Neben Wasseranwendungen steht die Einnahme von Algen, die viele Mineralsalze und Vitamine enthalten. Sie sollen das Immunsystem stärken, zur Senkung von Blutzucker, Harnsäure und Cholesterin beitragen, auf den Kreislauf regulierend einwirken und die Atemwege beruhigen. Sie haben außerdem verdauungsfördernde sowie entschlackende Wirkung und vitalisieren Haut, Haare und Nägel. Zusammen mit den Meerwasseranwendungen sind sie heilsam bei Stress, Abgespanntheit und Nervosität, aber auch Gelenkerkrankungen, Rückenschmerzen, alternder Haut und Bindegewebsschwäche. Bluthochdruck und Tumorerkrankungen gelten allerdings als Kontraindikation für eine Thalasso-Therapie.

Das kleine Wasserkur-Abc

Badekur: Hier wirkt die heilende Kraft des oft warmen und mineralreichen Wassers. Eine Badekur schließt neben dem Baden in einer Therme alle Heilmethoden eines Kurortes ein, z. B. auch Aerosolinhalationen, Spazieren an Gradierwerken (aufgetürmtes Astwerk, an dem herunterrieselnde Sole die Luft mit Salzaerosolen anreichert) und Trinkkuren. Die Hotels oder Kurzentren bieten oft Thermalbadelandschaften mit Schwimm-, Bewegungs-, Therapiebecken, Hydromassagedüsen, Saunen, Dampfbädern und Massageabteilungen sowie Whirlpool oder Jacuzzi.

Balneo-Therapie: Zur Balneotherapie gehören natürliche Heilquellen (mit Mineralien, Kohlensäure, Sole, Schwefel, radioaktiven Elementen) für Trinkkuren, Inhalationen und Bäder sowie Heilpeloide wie Schlamm (Fango, Schlick) oder Moor an einem Kurort. Auch die Kneipp'sche Wärme-Kälteanwendungen und die Meerwasser-/Thalassotherapie zählen dazu. Eine klassische Kur dauert drei bis vier Wochen und lindert z. B. chronische Leiden oder stärkt die psychische Belastbarkeit.

Caldarium: Im 50 °C warmen Baderaum der römischen Thermen herrscht bei feuchter Luft ein ideales Klima, um die Poren der Haut zu öffnen. Der Stoffwechsel wird behutsam angeregt, und die Atemwege werden frei.

Colon-Hydrotherapie: Die Enddarmreinigung mit warmem bis heißem Wasser leitet Fastentherapien ein und wird in der Naturheilkunde auch eingesetzt gegen Verstopfung, Völlegefühl, Blähungen und Krankheitsbilder, die durch einen gestörten Darm ausgelöst werden können.

Danarium: Dieses Dampfbad ist auch für Herz-Kreislauf-Patienten geeignet (Temperatur: 65 °C, Luftfeuchtigkeit 60 %).

Erlebnisdusche: Diese belebende Dusche massiert den Körper mit unterschiedlichen Düsen mal sanft, mal kräftig.

Fango-Kur: Erhitzter Mineralschlamm wird auf Plastikfolie gegossen und bei ungefähr 50 °C auf die zu behandelnde Stelle gepackt. Die Wärmebehandlung erweitert die Gefäße und beschleunigt den Blutkreislauf. Fango-Kuren sollen rheumatische Beschwerden und Verspannungen lindern (nichts für Menschen mit Bluthochdruck oder Herzerkrankungen).

Felkekur: Die Therapie nach dem Naturarzt Emanuel Felke (1856–1926) nutzt Erde, Wasser, Luft und Wärme durch Lehmpackungen, Saunabaden, Wasser-

güsse und ein vielfältiges Bewegungsprogramm sowie vollwertige Nahrung.

Klimakur: Auf viele Erkrankungen und Befindlichkeitsstörungen hat das Meeresklima einen heilsamen Einfluss. So werden bei Hauterkrankungen Kuren am Toten Meer empfohlen. Die niedrige Lage, Sonneneinstrahlung, hoher atmosphärischer Druck und die trockene, pollenfreie, bromhaltige Luft sowie das stark salzhaltige Wasser tragen zur Heilung bei. Haut-, aber auch Atemwegserkrankungen und Erschöpfungen werden im salzhaltigen Reizklima der Nordsee ebenfalls gelindert und geheilt.

Moorbad: Moor nimmt Wärme gut auf und gibt sie langsam ab. So kommt langsam eine lang anhaltende Wärmewirkung zustande, die tief in den Körper eindringt. Moorbäder werden bei entzündlichen Erkrankungen eingesetzt und dort, wo Wärme als schmerzlindernd und heilend empfunden wird.

Stanger-Bad: In einem hydroelektrischen Vollbad wird mit oder ohne Badezusätze eine Durchströmung des Körpers mit Gleichstrom erzielt. Die Behandlung durch Wärme und Auftrieb entspannt die Muskulatur.

Trinkkur: Trinkkuren an Quellen sollen durch die innerliche Anwendung von Mineral- und Heilwasser zur Heilung beitragen. Sie werden vor allem bei Erkrankungen des Verdauungs- und Urogenitaltrakts angewendet.

Unterwassermassage (Hydromassage): manuelle oder apparativ mit Hilfe eines geführten und regulierbaren Wasserstrahls durchgeführte Massage in einem Vollbad. Die reflektorische Muskelentspannung wird durch den Auftrieb und die Wärme des Wassers erzielt.

Wasser-Wellness: Der Wellness-Trend brachte entspannende und heilungsfördernde Methoden aus anderen Kulturen und Neuentwicklungen in Europas Heilbäder. Dazu zählen auch das orientalische Reinigungszeremoniell Rasul, das die Wirkung von Schlamm- und Algenpackungen im Dampfbad intensiviert, und das entspannende türkische Dampfbad Hamam bei etwa 45 °C und sehr hoher Luftfeuchtigkeit, aber auch Sole-Bäder oder Aromaölmassagen auf warmen Wasserliegen. Sie sollen die Durchblutung anregen und das Immunsystem stärken.

Die aquatische Körperarbeit, Watsu (Wasser-Shiatsu) und Wata (Wasser-Tanzen), die seit 1980 aus dem chinesischen Zen-Shiatsu (Shi = Finger, Atsu = Druck) entwickelt wurde, nutzt die heilende Kraft des warmen Wassers (35 °C). Ein Therapeut verbessert die Beweglichkeit im Wasser durch sanftes, sachgerechtes Dehnen, Drehen und Strecken, Meridianbehandlung sowie Mobilisieren der Gelenke. Die Muskeln werden dabei entspannt, das Erlebnis löst Blockaden.

Der licht- und schalldicht abgeschirmte Wassertank (Floatarium) in Form einer abgeschlossenen Badewanne oder Muschel ist eine Weiterentwicklung des Samadhi-Tanks (Sanskrit für Entspannung, Erholung), der den Menschen in einer etwa 25 cm tiefen, körperwarmen Sole trägt. Das schwerelose Liegen im magnesiumhaltigen Wasser der Kapsel bei Stille, beruhigender Musik oder einem Lichtspiel entspannt Körper (Muskeln) und Geist. Erste Studien ergaben zudem eine geringere Anzahl von Stresshormonen im Blut. Die Aromatherapie verwendet ätherische Öle aus Blüten, Blättern, Wurzeln oder dem Harz von Pflanzen als Badezusätze und Aromalampen. Die Öle werden zudem inhaliert oder einmassiert. Einige wirken entspannend, andere anregend.

Moderne luxuriöse Wannenbäder sind das Kleopatra-Bad mit Öl- und Kuhmilchzusätzen – wobei die ägyptische Herrscherin in Eselsmilch gebadet haben soll –

sowie das Kaiserbad in einer Wanne aus massiver Bronze mit Kräuterzusätzen und Whirlpools.

Zu Hause kuren

Wasser lässt sich vielfach und vielseitig für Schönheit und Gesundheit nutzen und ist das ideale Medium für die Hautpflege: Es löst abgestorbene Hautzellen, beschleunigt die Zellerneuerung, spült Schadstoffe heraus, polstert die Haut auf und macht sie geschmeidig, begünstigt das Eindringen von Pflegeprodukten, trainiert und stärkt die Kapillargefäße, reinigt die Haut tief und gründlich und stimuliert die Kollagenproduktion.

Etliche Elemente der Balneotherapie können auch zu Hause Gutes leisten. Ein Vollbad um die 37 °C wirkt als Anti-Stress-Bad; es lockert verspannte Muskeln, die dabei produzierten Wohlfühlhormone können leicht melancholische Stimmung wegspülen. Wie das genau passiert, ist wissenschaftlich noch nicht endgültig nachvollzogen. Doch fest steht: So, wie Gefühle die Nervenbahnen bis in die Hautzellen aktivieren und dabei z. B. eine Gänsehaut verursachen oder die Haut zum Erröten bringen, werden auch umgekehrt über Hautreize Gefühle ausgelöst. Das ist freilich nicht der einzige Vorteil eines Bades. Ganz nebenbei macht das preiswerteste Schönheitsmittel in Kombination mit Salz die Haut prall und schimmernd. Denn beim Salzbad nimmt die Haut Salze auf und gibt im Gegenzug Schlacken ab (Osmose; zur Dosierung siehe Seite 72, Home-Spa und ab Seite 108).

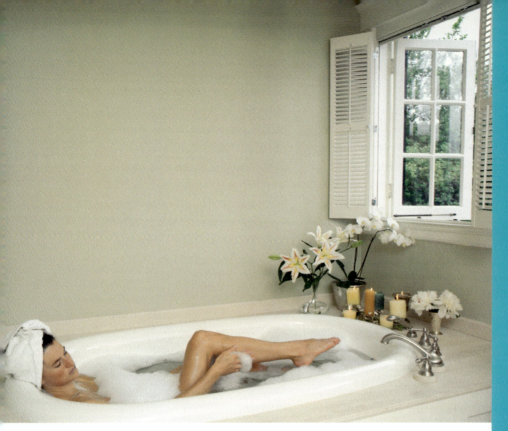

Badewissen

Vollbäder sollen nicht länger als 20 min dauern, da sonst selbst bei öligen Zusätzen der Säureschutzmantel der **Haut** angegriffen wird. Das Abtauchen in die Wanne über 38 °C ist ein «künstliches Heilfieber», das zwar **Muskeln** entspannt, aber belastend auf den Organismus wirkt. Zudem kann die Haut bis zu 20 % Fett verlieren.

Bei **niedrigem Blutdruck** (Hypotonie) wirkt ein Bad mit ätherischen Ölen am Morgen besonders kreislaufanregend. Lavendel oder Rosmarin regen z. B. die Herztätigkeit an und bringen den Kreislauf in Schwung.

Bei **hohem Blutdruck** (Hypertonie) sollte nicht wärmer als 37 °C Grad gebadet werden, da das Herz bei höheren Temperaturen mehr arbeiten muss und der Blutdruck dabei ansteigt.

Kräuter fürs Bad

Badezusätze steigern die Wirkung eines Bades über die entspannende Wirkung der Wassertemperatur hinaus. In fertigen Zusätzen sind Pflanzenextrakte, Salze und säuernde Substanzen sowie Öle gegen verschiedene Beschwerden enthalten. Die wirkenden Bestandteile können aber auch in der Apotheke einzeln gekauft und als Kräutersud ins Wasser gegeben werden. Eine Packungsaufschrift informiert in der Regel, wie die Kräuter zu verwenden sind.

Nervosität und Schlafstörungen:
Baldrianwurzel, Melissenblätter, Lavendelblüten, Hopfenzapfen, Passionsblume.

Atemwegserkrankungen, beginnende Infekte:
Eukalyptus-, Fichtennadel-, Pinienöl oder -nadeln, Thymian, Thuja.

Zur Durchblutungsförderung und bei Muskelschmerzen:
Rosmarinblätter, Wacholderbeeren (besonders für rheumatische Beschwerden), Heublumen.

Nässende Hautstellen und Schleimhautprobleme:
Eichenrinde (wirkt zusammenziehend), Kamillenblüten (entzündungshemmend), Schachtelhalm, Weizenkleie.

Hautprobleme:
Akne vulgaris, Schuppenflechte,

Neurodermitis: Schwefel (hemmt Keime und steigert die Durchblutung), Haferstroh (lindert Juckreiz), Essig oder Molke (stabilisieren den Säureschutzmantel), Salz (löst Hautschuppen und lindert Juckreiz).

Fettige Haut, Hautflecken und kleine Hautunreinheiten: Zitrone (ins Wasser pressen und geraspelte ungespritzte Schale dazugeben).

Trockene Haut: Sojabohnenöl (die rückfettende Wirkung ist erfahrungsgemäß bei 32 °C am größten).

Entspannungsfördernd:
Rosen, Jasmin, Lavendel, Melisse, Orangen, Eukalyptus, Kamille, Limone, Zitrone.

Muntermacher:
Rosmarin, Minze, Basilikum, Zeder, Sandelholz, Bergamotte, Pfefferminze, Ingwer und Zitrone (zerkleinerte Ingwerwurzel mit frisch geriebener Zitronenschale ins Wasser geben; nicht für empfindliche Haut).

Stimmungsaufhellend:
Jasmin, Lavendel, Geranie, Orange, Rose, Narzisse.

Übrigens: Wer auf die asiatische Tradition setzt, dem Badewasser Blütenblätter zuzusetzen, sollte sich vergewissern, dass die Blumen ohne chemische Behandlung aufgewachsen sind.

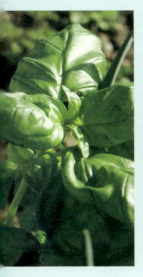 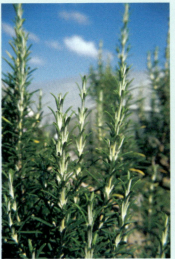 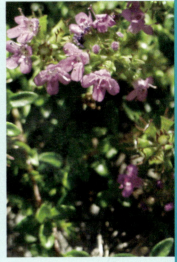

...likum   Rosmarin   Thymian

Aromaöl-Wellness

Warmes Wasser, das die Muskeln entspannt, öffnet gleichzeitig die Poren und lässt so Wirkstoffe eindringen. Natürliche aromatische Öle (nicht synthetisch hergestellte) fördern z. B. die Entspannung und machen munter (siehe oben). Da die Nase direkten Zugang zum limbischen System hat, wo die Gefühle zu Hause sind, sollte man bei der Wahl des Öls seiner Nase folgen. Der Körper nimmt diese zugesetzten Substanzen auch über die Atemwege auf. Für ein Bad (37 °C, 20 min) verwendet man 10 Tropfen, in einem Becher Milch oder Sahne angerührt, verbinden sie sich besser mit dem Wasser.

Achtung!
Bei Herz-Kreislauf-Beschwerden, hohem Blutdruck und Venenproblemen vor Bädern den Arzt fragen! Bei akuten unklaren Hauterkrankungen sowie schweren fieberhaften und infektiösen Erkrankungen darf kein Vollbad genommen werden.
Die Erhöhung der Dosis kann zu Hautreizungen führen.

Anschließend die noch feuchte Haut einölen, Öl entzieht nämlich trockener Haut die Feuchtigkeit, da es beim Kontakt mit der wasserhaltigen Haut eine Öl-Wasser-Emulsion bildet. Reine Pflanzenöle enthalten viel Vitamin E und haben keine möglicherweise irritierenden Emulgatoren. Ideal ist Weizenkeimöl, es soll eine gute Wirkung auf das Bindegewebe haben. Seinen ranzigen Geruch beseitigt die Mischung mit Jojoba- oder Mandelöl im Verhältnis 1:1. Wichtig: Eine Ruhephase nach dem Bad gibt dem Organismus die Zeit, die Stoffe optimal wirken zu lassen, und Wassertrinken hilft der Niere, Gifte auszuscheiden, und der Haut, Schlacken abzutransportieren.

Für den, der sensibel auf Farben reagiert, kann Farbtherapie die Wirkung des Wellness-Bads steigern, also das Bad mit entsprechenden Leuchten und Accessoires ausstatten, um die gewünschte mentale Beeinflussung zu erhalten. Alternativen: Sonnenbrille in entsprechender Farbe aufsetzen oder Lebensmittelfarben ins Wasser.

→ Tiefblau wirkt entspannend und kühlend.
→ Orange wirkt aktivierend, besonders bei Morgenmuffeln.
→ Hellgrün wirkt belebend.
→ Dunkelgrün beruhigt und regeneriert.
→ Violett soll Trauer und Depressionen lindern.
→ Rosa wirkt der Anspannung entgegen.

Tipps

Kleine Mitbringsel im Bad (Muscheln, Kerzenhalter, Fläschchen) erinnern an schöne Urlaube. Ein bequemes Wannenkissen, Kerzenlicht oder Farblicht statt Deckenleuchte sowie Duftlampen mit dem Lieblingsöl (8 Tropfen) oder Räucherstäbchen, die Lieblings-CD aufgelegt oder ein schöner Drink und grüne Pflanzen, z. B. Farne, erleichtern das Abtauchen aus dem Alltag ebenfalls. Nicht vergessen: Telefon stumm schalten!

Lavendelabend für Verspannte

Ein Lavendelbad am Abend kann der Auftakt für Entspannung und einen erholsamen Schlaf sein. Das ätherische Öl beruhigt, lindert Kopfweh, lockert verspannte Muskeln, hilft bei Muskelkater und rheumatischen Beschwerden und schenkt tiefen, erholsamen Schlaf.

Zum Baden eine Hand voll getrocknete Lavendelblüten in ein Leinen- oder Baumwollsäckchen füllen, mit 5–10 Tropfen Lavendelöl beträufeln und unter das einlaufende warme Badewasser halten. Etwas Sahne oder Milch zugeben, damit sich das Öl besser verteilt. Ein paar Tropfen Lavendelöl in einer Duftlampe steigern

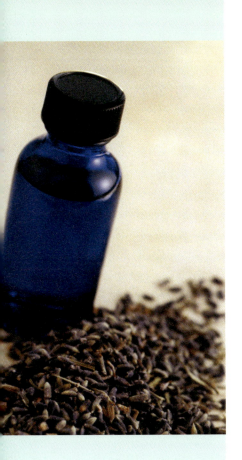

die Lavendel-Aromatherapie.
Nach einem viertelstündigen
Bad sanft abtrocknen, 2 Trop-
fen Lavendelöl in 50 ml Oli-
venöl träufeln und verrühren.
Damit Schultern und Nacken
massieren.
Etwa zwei Stunden vor dem
Schlafengehen einen **Laven-
deltee trinken** (2 Tl frische
oder 1 Tl getrocknete Blüten
aufgießen, 5 min ziehen las-
sen, abseihen).
Einen Beutel getrockneter
Lavendelblüten oder einige
Tropfen auf ein Tuch unters
Kopfkissen legen und **schlafen**
gehen.

Entspannungs-Bad

Schlaffördernd wirkt auch Basilikum, das gut mit Lavendel
und Zitronengras harmoniert.
Je ein Bund getrocknete Kräuter in einen Verbandsschlauch
oder ein Stofftaschentuch binden und ins einlaufende Wasser hängen. Ein paar El Öl, z. B.
Weizenkeimöl, können zur
Hautpflege zugesetzt werden.
Während des Bades das Säckchen ab und zu ausdrücken
und nach dem Bad die Haut
mit dem ausgedrückten,
feuchten Säckchen abreiben.
Nach dem Bad den Körper nur
trockentupfen.

Anti-Muskelkater-Wanne

Nach dem Sport kann ein Salzbad mit durchblutungsförderndem Rosmarin und Minze einem Muskelkater vorbeugen. 1/2 kg Totes-Meer-Salz in die Wanne geben, in heißem Wasser auflösen, dann einen mit je 1 Hand voll frischem Rosmarin und frischer Minze gestopften und zugebundenen Verbandsschlauch unter den geöffneten Wasserhahn hängen und anschließend im Wasser lassen. Bis zu 20 min bei 38 °C baden.

Blitz-Badekur für den Rücken

Eine 1-stündige Badekur kann Rückenschmerzen lindern helfen. Den Badezusatz nach Belieben wählen, z. B. entspannende wie Melisse, Lavendel, Hopfen oder Baldrian.

Vor dem Bad für eine angenehme Zimmertemperatur sorgen und Sofa oder Bett für eine die Bandscheiben entlastende Stufenlagerung vorbereiten: Im unteren Drittel der Liegefläche Kissen so hoch übereinander schichten, dass die Unterschenkel darauf waagerecht liegen können (etwa 50 cm). Über die gesamte Liegefläche und die Kissen eine Wolldecke oder ein großes Tuch, darüber ein Leinentuch, dann ein Badetuch legen. Das Bad einlaufen lassen und 10 bis 20 min bei 38 °C darin baden. Abtrocknen und

etwa eine halbe Stunde ruhen: Die Beine nacheinander auf den Kissenstapel legen, sodass die Unterschenkel waagerecht liegen. Den Körper mit Bade- und Leinentuch sowie Wolldecke einschlagen. Anschließend eincremen, z. B. mit Arnika.

Home-Spa

Die ozeanischen Wohltaten können sich jederzeit in die heimische Badewanne ergießen und dabei Müdigkeit und Lustlosigkeit wegspülen. Meersalzbäder (1/2 bis 1 kg für ein Vollbad in heißem Wasser auflösen, dann kaltes zulaufen lassen, bis 38 °C erreicht sind) entspannen, regen den Kreislauf an und lindern Hautprobleme, auch die Beschwerden von Neurodermitis und Schuppenflechte. Dafür sorgen z. B. Magnesium, Kalium, Kalzium, Natrium und Brom, die im Totes-Meer-Salz enthalten sind. Magnesium wirkt antiallergisch, Natrium entschuppt und desinfiziert, Kalium unterstützt die Wundheilung, Kalzium lindert Juckreiz, und Brom beruhigt Haut und Nerven. Da das Totes-Meer-Salz eine 30 % höhere Mineralstoffkonzentration hat als normales Meersalz, erreicht man mit 1/2 kg eine ähnliche Wirkung wie mit 1 kg Meersalz.

Aber auch ein Jodbad mit 200 bis 500 g jodiertem Speisesalz regt den Stoffwechsel an und erfrischt.

Wer überschüssige Säure loswerden will, kann das Wasser mit 3–5 El Natron weicher machen. Anschließend kalt duschen verstärkt die belebende Wirkung.

Achtung!

Wer Schilddrüsen-Probleme hat oder unter einer Jodallergie leidet, sollte keine Algen verwenden und kein Jodsalz fürs Bad oder die Nasendusche nehmen, da Jod den Hormonstoffwechsel beeinflusst.

Eine Kombination von Salz mit Algen aktiviert den Hautstoffwechsel zusätzlich und strafft das Bindegewebe (siehe unten). Algen enthalten mehr als 90 Nährstoffe wie Mineralien, Spurenelemente, Vitamine und Aminosäuren. Das jodhaltige Meeresgemüse aktiviert die Schilddrüse, kurbelt den Stoffwechsel an, strafft das Bindegewebe, während es die Haut mit Nährstoffen und Feuchtigkeit versorgt, deren Poren vom warmen Wasser geöffnet wurden. So können Spurenelemente wie Eisen, Kobalt und Kalzium eindringen. Der Teint wird zart, die Muskulatur entspannt sich.

Ergänzend stärken fertige Algen-produkte wie Tee, Kapseln oder Tabletten (aus Apotheke, Reformhaus, Naturkostladen oder Drogerie) mit der Heilkraft der Meerespflanzen. Eine CD mit Meeresrauschen bringt die passende Stimmung.

Algen-Baderegeln:

→ 2 Stunden vorher nichts essen; nachher mindestens $1/2$ Stunde ruhen.

→ Die Wassertemperatur darf 38 °C nicht überschreiten.

→ Die Badedauer sollte von anfangs 10 min langsam auf maximal 20 min gesteigert werden.

→ Anschließend nicht einseifen, abduschen oder abtrocknen, sondern sofort in ein vorgewärmtes Badetuch einhüllen und ruhen.

Bad oder Ruhepause können für eine hautstraffende Gesichts- und Dekolleté-Packung genutzt werden. 1 Messerspitze Agar-Agar-Pulver (Mehrfachzucker aus Rotalgen z. B. aus dem Reformhaus) mit 1 Ei und 1 Tl Honig verrühren, auftragen (Augen aussparen), 10 min wirken lassen, dann mit warmem Wasser abspülen.

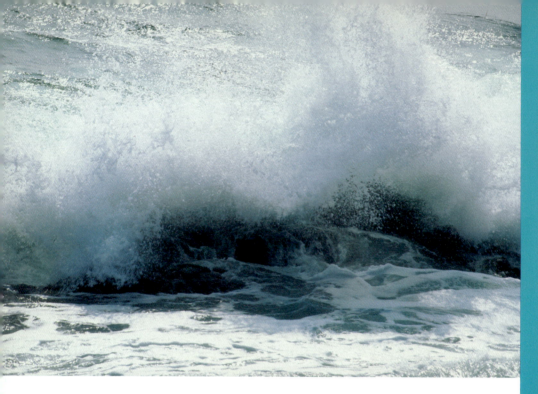

Algen-Power-Kur

100 g Algen (z. B. Arame, Hijiki, Kombu oder Wakame aus dem Asia- oder Bio-Laden) in 1 l Wasser 2 Stunden ziehen lassen. Anschließend kurz aufkochen, erkalten lassen und abseihen. Das so gewonnene Algenwasser hält sich im Kühlschrank etwa eine Woche. Sofa oder Bett mit einem Badetuch abdecken und eine Decke zurechtlegen.

Die abgeseihten Algen entweder direkt ins Badewasser geben, in ein Baumwollsäckchen oder ein Stück Verbandschlauch füllen und in die Wanne geben. Eine Viertelstunde baden und danach sanft abtrocknen.

Eine Hand voll der nassen, warmen Algen als durchblutungsfördernde Packung auf Problemzonen legen, mit Frischhaltefolie abdecken und eine halbe Stunde ruhen. Anschließend die Algen entfernen, kurz duschen, abtrocknen und das Algenwasser mit dem Wattepad auf den Körper auftragen.

Das dazu passende Mahl besteht aus Miso-Suppe (aus Asialäden). Die Algen darin versorgen innerlich mit Magnesium, Vitamin C, Vitamin A, Algensäure, Jod, Eiweiß und Eisen.

Thalasso-Tag

Die Kraft des Meeres wirkt bei der Thalasso-Therapie durch innere und äußere Behandlung gleich mehrfach: Bäder und Packungen, Drinks und Kapseln.

Unreine Gesichtshaut wird am besten durch ein vorheriges Dampfgesichtsbad auf die Tiefenreinigung vorbereitet. Dazu eine Hand voll Kamillenblüten in einer Schüssel mit kochendem Wasser überbrühen und wie beim Inhalieren den mit einem Handtuch bedeckten Kopf über den Dampf halten. Ansonsten wird mit einem Meersalz-Peeling begonnen, es rubbelt abgestorbene Hautschüppchen ab und bringt den Hautzellstoffwechsel in Schwung. Etwa zwei Hand voll Salz einer 500-g-Packung mit etwas Öl, z. B. Jojoba-, Mandel- oder Sonnenblumenöl, zu einer Paste verrühren und in kreisenden Bewegungen den ganzen Körper sanft massieren. Alternative: mit Milch anfeuchten oder Olivenöl verwenden (siehe Seiten 76, 111). Bei unreiner Haut den angefeuchteten Körper mit purem Salz abreiben. Dazu in die Wanne stellen, dann kann das herabrieselnde Salz fürs anschließende Bad benutzt werden. Während das Wasser einläuft, eine Gesichtspackung mit schwarzem Schlamm aus dem Toten Meer (aus Apotheke, Drogerie oder Reformhaus) auftragen, der reich an pflanzlichen und mineralischen Ablagerungen ist. Er wirkt ausgleichend auf die Talgproduktion, hilft gegen erweiterte Poren und strafft die Haut.

Dem Bad kann noch Milch oder ein Algenzusatz beigegeben werden. Mit der Packung auf dem Gesicht für eine Viertelstunde in die Wanne steigen. Dann die Gesichtspackung abwaschen, sich ins Handtuch wickeln, ohne sich abzutrocknen, ein Glas Wasser trinken und zwei Stunden Schönheitsschlaf halten.

Nach dem Aufstehen einen Algendrink zu sich nehmen und für 20 min eine straffende Algen- oder Meeresschlickpackung (siehe oben und unten) auf die Problemzone (z. B. Oberschenkel oder -arme) auftragen.

> **Tipp**
> Beim Thalasso-Tag zu zweit kann man sich gegenseitig eine Algenpackung auf den Rücken auftragen und massieren.

Danach duschen mit abschließendem kalten Abbrausen, dann sanft abtrocknen und eine Feuchtigkeit spendende Emulsion mit Algenextrakten sanft in die Haut massieren.

Eine passende Mahlzeit ist Sushi mit Miso-Suppe, eiweißreich, fettarm, mit Algen und Sojaextrakten. Aber auch ein Gericht mit

Salzwasserfisch und Gemüse oder Salat ist eine unterstützende Ergänzung.

Kleopatras Stunde

Milchzucker hilft der Haut bei der Elastin- und Kollagenproduktion, Milchfette binden die Feuchtigkeit. Und Honig schenkt uns Spurenelemente, antibakterielle Substanzen und hautstraffende Phytoöstrogene. Auf die Kraft von Milch und Honig, die Haut seidenweich zu machen, vertraute schon Kleopatra. Ihr nachzufolgen heißt, in den Kühlschrank zu greifen: 2 l frische Vollmilch oder Molke mit 1 Tasse Honig vermischen und ins einlaufende Wasser geben. Darin bis zu 20 min bei 38 °C baden. Der Badezusatz kann je nach Belieben durch Blüten oder Essenzen ergänzt werden. Alternativen: 1 kg Molkepulver einer Badelotion zufügen, 2 l Milch, 1 Tasse Honig und 2 Hand voll Salz, um die Durchblutung zu fördern, 3 l Molke oder 1 l Milch, 3 El Honig und $1/4$ l Apfelessig bei öliger Haut mischen und bei empfindlicher Haut Milch durch Molke ersetzen.

Eine weitere Alternative: ein Bad mit 3 l Buttermilch und anschließend Massage mit Weizenkeimöl. Für eine Gesichtspackung 1 El Traubenkernöl mit 2 El Naturjoghurt anrühren, für Hals und Dekolleté eine Maske aus 3 El kaltgepresstem Traubenkernöl mit 1–2 El Traubenkernmehl vermischt auflegen. Die Polyphenole darin bekämpfen freie Radikale. Dann kurz abduschen, sanft abtrocknen und den Körper einölen, z. B. mit Baby-Öl, das Gesicht mit der normalen Pflegecreme behandeln.

Entschlackungstag

Entschlackung und Belebung verspricht ein Moorbad, das traditionell bei Erkrankungen von Gelenken und Muskeln angewendet wird. Mineralstoffe und Spurenelemente regen über die Haut die Durchblutung an und fördern so den Schlackentransport. Moorbäder gibt es auch nur mit Huminsäuren, ohne Schwebstoffe. Alternative: ein basisches Bad mit bis zu $1/2$ kg Natron. Vorher kann eine warme Schlammpackung aus dem Toten Meer oder eine Fango-Packung (aus der Apotheke) die Wirkung auf die Oberschenkel verstärken. Dazu 5 El Wasser in 100 g Schlamm einrühren, als Schlammpackung auf die Oberschenkel auftragen und mit Frischhaltefolie umwickeln. Die Packung mit dem Föhn sachte erwärmen und nach 20 min mit stoffwechselanregendem kaltem Wasser abbrausen.

Anschließend baden (bis 20 min

bei 37–38 °C). Danach ungeduscht ins Badetuch gewickelt eine halbe Stunde ruhen, dann duschen. Die noch feuchte Haut mit Öl oder Cremes, die Moorbestandteile enthalten, von unten nach oben in kreisenden Bewegungen **einreiben**. Alternative: 5 Tropfen vom hautentgiftenden Geranium-, Limonen- oder Patschuliöl oder vom lymphflussanregenden Rosmarinöl auf 100 ml Mandelöl geben und einmassieren.

Ideale Ergänzung ist die Zufuhr von gewebestraffender Kieselsäure (auch als Vulkangestein im Handel) innerhalb einer ein- bis dreiwöchigen **Trinkkur**: 1 El Kieselsäure in ein Glas Wasser verrührt oder mit Schachtelhalmtee (Zinnkraut, Equisetum arvense) mischen. Dazu 1–2 Tl Schachtelhalm mit 1 Tasse kochendem Wasser übergießen, 20–30 min kochen, abseihen und 2-mal täglich trinken.

Stramme **Spaziergänge** (am besten Nordic Walking) oder gezielte Oberschenkelgymnastik unterstützen den Schlackenabbau. Nicht vergessen: stets vor und nach dem Sport ein Glas Wasser trinken.

Ein Reistag mit Obst ist die ideale entschlackende **Nahrungsergänzung**. Bambussprossen, die am meisten pflanzliche Kieselsäure enthalten, können den Speiseplan abrunden. Alternative: «Dinner-Cancelling», also nichts mehr essen nach 16 Uhr. Die Fastenphase führt u. a. zur vermehrten Bildung des Nachthormons Melatonin, dem eine verjüngende Wirkung nachgesagt wird.

Schönheitspflege

«Splash»: In den 30er Jahren empfahl der ungarische Dermatologe Dr. Erno Laszlo, den Teint nach dem Reinigen 30-mal abzuspritzen. 20-mal die Hände voll warmen Wassers aus dem Becken und dann 10-mal vom laufenden Wasserhahn nehmen und ins Gesicht spritzen. Die belebende Technik soll helfen, Unreinheiten zu entfernen und die Hautoberfläche optimal darauf vorzubereiten, Wirkstoffe der Pflegecremes aufzunehmen, vermutlich über die Förderung von Blutflussgeschwindigkeit und Stoffwechsel.

Abenderfrischung: Blitzartig rosigen Teint erhält, wer das Gesicht mit einem Eiswürfel abreibt. Der Kältereiz fördert die Durchblutung.

Schuppen: Gegen übermäßige Verhornung der Kopfhaut hilft nach dem Waschen das Einmassieren einer Lösung, die je zur Hälfte aus Wasser und Apfelessig besteht. Alternative: 4 El Meersalz ins letzte Spülwasser geben und die Kopfhaut leicht massieren.

Strapaziertes Haar: Da Färben und Dauerwelle basisch sind, das nasse Haar aber einen sauren pH-Wert hat, hilft eine Spülung mit Zitrone oder Essig den äußeren Hornschüppchen (Cuticula), sich wieder eng schindelartig anzuschmiegen. Resultat: Das Haar glänzt und wirkt nicht mehr spannungslos. Haare, Fingernägel und Bindegewebe werden auch gestärkt durch Schachtelhalmtee (siehe oben).

Füße: Ein Fußbad mit Pfirsichöl oder Latschenkiefer (30–33 °C) macht die Haut weich und bereitet sie optimal auf die Fußpflege vor. Eine harnstoffhaltige Creme mit Vitamin A, E und Dexpanthenol macht die Haut geschmeidig und weich (auch für Hände und Ellenbogen).

Ein warmes Fußbad mit 1–2 El Salz hilft gegen Schweißfüße. Müde Beine werden wieder munter durch ein Fußbad (38 °C) mit 3 Tl durchblutungsförderndem Senf. Anschließend kalt von Fuß bis Knie abduschen und eincremen.

Wasser-Bewegung

Die Auftriebskraft des Wassers entlastet Bänder, Sehnen, Gelenke und Wirbelsäule; damit eignet sich Wassersport auch für Übergewichtige und Menschen mit Gelenk- und Wirbelsäulenproblemen. Dank des erhöhten Drucks unter Wasser arbeitet die Atemmuskulatur stärker, und Beuger und Strecker der Arm- und Beinmuskulatur werden gleichermaßen gegen den Wasserwiderstand bewegt. Wasser ist also ein ideales Trainingsmedium.

Schwimmen

Schwimmen stärkt die Muskulatur, erhöht die Ausdauer, trainiert das Herz und die Atmung, verbessert den Stoffwechsel und stärkt das Immunsystem. Rückenschwimmen gilt als gesündeste Schwimmart, Sportärzte raten denen, die den Kopf beim Rückenschwimmen verkrampft über Wasser halten, aber eher zum Brustschwimmen. Wer seine Runden lieber mit Musik dreht, kann einen wasserdichten Discman benutzen. Manche vermuten, dass dabei ausgeschüttete Wohlfühl-

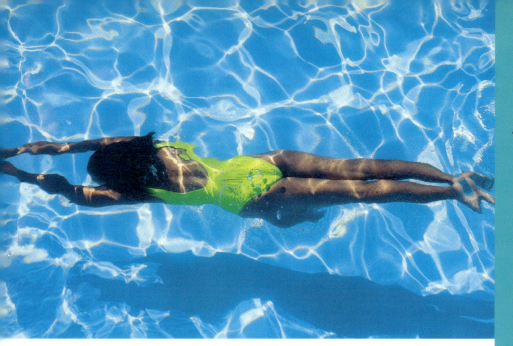

hormone sich positiv auf die Fettverbrennung auswirken.

Wasser-Fitness

Bei Wasser-Fitness wird der Wasserauftrieb aktiv genutzt und
kann durch den Einsatz von Spe-
zialgeräten wie Hanteln oder
Gürtel noch erhöht werden.
Viele Sportarten, die man vom
«Land» her kennt, können im
Wasser mit größerem Trainingsef-
fekt und geringerem Verletzungs-
risiko ausgeübt werden. So werden sonst kaum genutzte Muskel-
gruppen sanft aktiviert. Aquajog-
ging schont z. B. Hüft-, Knie- und
Fußgelenke. Dabei sorgt ein Auf-
triebgürtel dafür, dass der Jogger
sich ohne festen Boden unter den
Füßen im Wasser abstrampelt.
Die Trendsportarten mit und
gegen den Wasserauftrieb
werden hydrodynamisch ge-
nannt. Ihr Vorteil: Man merkt
nicht schmerzlich, dass man sich
anstrengt und schwitzt.
Ballspiele im Wasser, Aquarobic,
Aquatics, Aqua-Bauch-Beine-Po,
Aquajumping oder auch Hydro-
Power heißen z. B. die Wasser-
Fitnessformen, die Kraft und Ausdauer bringen und der Figur gut
tun. Die Übungen eignen sich

auch für Ungeübte und werden in Schwimm-, Spaß- und Thermalbädern angeboten.

Besinnlicher geht es bei Nia (Neuromuskuläre Integrative Aktion) zu. Die Mischung aus Elementen des Tai-Chi, Tae-Kwon-Do, Aikido und Yoga sowie Modern und Jazz Dance, aber auch Körpertherapien wie Feldenkrais oder Alexander-Technik wurde von amerikanischen Aerobic-Trainern entwickelt. Die tänzerischen Bewegungen zu Musik werden gelegentlich auch hier im Wasser angeboten.

Schlank und schön durch Wasser

Eine interessante Form der Wasser-Fitness ist Aqua-Slim, eine ursprünglich kalifornische Methode, mit der mühelos, aber nicht innerhalb kürzester Zeit, ein paar Extrapfunde im Wasser gelassen werden können. Experten haben berechnet, dass 20 min Wassergymnastik dem Energieverbrauch von 60 min Sport an Land entsprechen. Dabei punktet die gelenkschonende Bewegung auch insofern, als wir Wassergymnastik als weniger anstrengend erleben, obwohl wir unsere Muskeln gegen mehr Widerstand bewegen müssen.

3-mal die Woche trainieren ist ideal, aber auch 1-mal wöchentlich Aqua-Gymnastik hilft langfristig, beim Muskelaufbau abzunehmen und die Haut zu straffen. Wichtig: anschließend Wasser trinken.

Wer sich dem Motto «im Wasser trainieren und wasserreich essen» verschreibt, lebt nach einem effektiven Programm für Schlankheit und Schönheit, ohne je zu hungern. Wasserreiche, also basische Kost aus Obst, Gemüse, Rohkost und wasserreichen Milchprodukten (z. B. Quark statt Hartkäse) sorgt dafür, dass Wasser nicht in der extrazellulären Flüssigkeit gebunden oder ausgeschwemmt wird, sondern in die Zellen transportiert wird. Die Speisen dürfen aber nur mäßig gesalzen werden.

Tipps:
Magerquark mit kohlensäurehaltigem Mineralwasser verrührt schmeckt wie Sahnequark.
Fleisch kann in einer Teflonpfanne statt mit Fett auch mit ein paar EL Mineralwasser mit reichlich Kohlensäure gebraten werden (Boden knapp mit Wasser bedecken, das Fleisch brät dann bei mittlerer Hitze im Kohlensäureschaum; ist die Flüssigkeit verdampft, esslöffelweise Wasser zugeben, um ein Ansetzen zu verhindern).

Viel Wasser trinken steigert zudem den Energieumsatz. Berliner Forscher bestätigten 2003, dass 2 l Wasser (ohne Kohlensäure) am Tag etwa 150 Kalorien zusätzlich verbraucht. Zusammen mit 30 min. Schwimmen werden so immerhin 500 Kalorien zusätzlich verbraucht.

Natürliches Anti-Aging
Der Hauttyp ist abhängig von der Talgproduktion und dessen Beschaffenheit, von der Feuchtigkeitsproduktion der Haut und ihrer Wasserspeicherfähigkeit. Ab dem 30. Lebensjahr produziert die Haut 30 % weniger Fett, sie verliert an Feuchtigkeit, und bei der Zellteilung hat sich die oberste Hautschicht jetzt statt nach 28 erst nach bis zu 40 Tagen erneuert. Schon die Verminderung des Wassergehaltes von 5 % in der Oberhaut kann zu Trockenheit und Knitterfalten führen. Deshalb: täglich 2 bis 3 l Wasser trinken, mit Bürstenmassagen und Abhärtung die Haut fit halten, die Haut im feuchten Zustand öfter mal einölen und für die Nacht harnstoffhaltige oder linol- und oktadekadiensäurehaltige Cremes und Salben benutzen.

Tipp
Unreine Haut wird morgens und abends gut mit einer Lotion zur Hälfte aus weichem (kalziumarmem) Mineralwasser und Apfelessig gereinigt, die auf ein Wattepad aufgetragen wird.

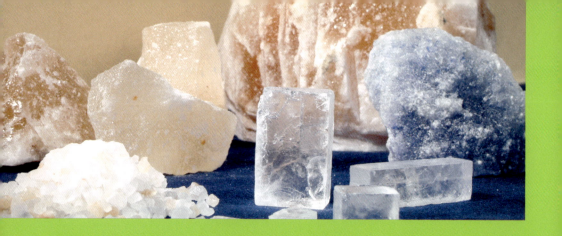

Salze –
Zündstoffe des Lebens

Chemiker und Biologen sprechen von Natriumchlorid (NaCl), Geologen von Steinsalz, Mineralogen von Halit (griech. háls = Salz). Und alle meinen sie dasselbe: Kochsalz, die einfache Verbindung der beiden Elemente Natrium und Chlor. Obwohl sich das Wort Salz für Natriumchlorid eingebürgert hat, bezeichnet es korrekt gebraucht stets die Verbindung eines Anions einer Säure mit einem Kation einer Base (Lauge). Es gibt also viele Salze. Doch Natriumchlorid ist das bei weitem wichtigste Salz, es ist mengenmäßig am bedeutendsten und für uns überlebensnotwendig. Natrium und Chlorid sind gewissermaßen Zündstoffe des Lebens (Elektro-

lyte) und insofern maßgeblich an Aufbau, Wachstum und an den fortwährend notwendigen Wiederherstellungsarbeiten im Körper beteiligt.

Zwischen dem Metall Natrium (Kation) und dem Nichtmetall Chlor (Anion) stimmt die Chemie: Das Natriumatom hat in seiner äußeren Hülle das, was dem Chloratom fehlt: das 8. negativ geladene Elektron, und so finden die beiden Elemente zusammen – bis das Wasser sie scheidet. Denn wo Wasser und Salz zusammenkommen, spaltet das Wasser die Natrium- und Chloridionen, und seine Moleküle umhüllen die Salzionen. Umgekehrt kann Salz Eis in Wasser zurückverwandeln.

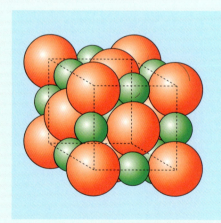

Salzkristall: Die positiv geladenen Natriumionen (grün) bilden mit den negativ geladenen Chloridionen ein würfeliges (kubisches) Kristallgitter.

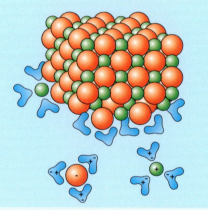

Salzwasser: Dank ihrer stärkeren elektrischen Anziehung trennen Wassermoleküle die Salzionen und umhüllen sie.

Salz der Erde

Das Metall Natrium und das Nichtmetall Chlor gehören wie Wasserstoff zu den häufig vorkommenden der 93 natürlichen Elemente auf der Erde, also Grundstoffen, die chemisch nicht weiter zerlegt werden können. Geologisch gesehen ist ihre Verbindung ein wasserlösliches Gestein, das den geringsten Schwermetallgehalt und die geringste Radioaktivität hat, physikalisch gesehen ein Kristall, das sich durch die unterschiedlich elektrisch geladenen Bestandteile als Würfelform bildet und ernährungsphysiologisch betrachtet die Substanz, ohne die keine lebende Zelle auskommt, die aber in hohen Dosen tödlich ist. Doch erst ab dem Verzehr von mindestens 0,5 g pro kg Körpergewicht und Tag kann Salz langfristig für den Menschen tödlich sein. Bei einem Gewicht von 60 kg entspricht dies mindestens 30 g Speisesalz pro Tag. Das ist jedoch geschmacklich nicht akzeptabel.

Der Weg des Salzes

Salz ist ein Sediment (lat. sedimentum = Ablagerung); die beiden vereinigten Elemente Natrium und Chlorid sind das Resultat eines langen natürlichen «Reinigungsprozesses» der Erdgeschichte, nachdem sie wie das Wasser bei der Entstehung unseres Planeten vor rund 4,5 Milliarden Jahren aus dem Erdinnern emporgeschleudert wurden. Wind und Wetter, Frost und Hitze brachten die Urgesteine zum Verwittern, ihre Bestandteile wurden durch Bäche und Flüsse gespült. So kam das Salz ins Meer. Denn im Wasser zurück blieben 7 wasserlösliche Substanzen der Gesteine: die Metalle Natrium, Magnesium, Kalium, Kalzium und die Nichtmetalle Chlor, Sulfat und Karbonat. Sie bilden die etwa 3,5 % Salze des Meerwassers, wobei allein Natriumchlorid 3 % davon ausmacht. Hinzu kommen Spuren weiterer Elemente wie Bor und Strontium oder Fluor und Brom.

Die stets bindungsfreudigen Wassermoleküle haben diese Teilchen umhüllt, die deshalb erst nach der Verdunstung des Wassers wieder zusammenfinden können: Natrium und Chlor zu Kochsalz,

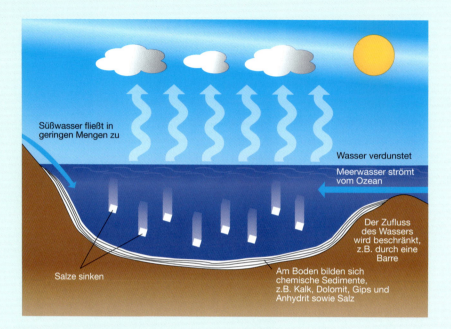

Süßwasser fließt in
geringen Mengen zu

Wasser verdunstet

Meerwasser strömt
vom Ozean

Der Zufluss
des Wassers
wird beschränkt,
z.B. durch eine
Barre

Salze sinken

Am Boden bilden sich
chemische Sedimente,
z.B. Kalk, Dolomit, Gips und
Anhydrit sowie Salz

Wasserkreislauf und Salzbildung in Meeresbecken

Magnesium und Chlor zu Magnesiumchlorid, Magnesium und Sulfat zu Bittersalz, Kalzium und Sulfat zu Gips und Anhydrit, Kalium und Sulfat zu Kalisalz sowie weitere Verbindungen, etwa Kalzium und Karbonat zu Kalk.

In der Erdentstehung setzten sich die schwerer löslichen Salze nach der Bildung der Atmosphäre am Boden ab, zuletzt Natrium und Chlor. So bildeten sich im Laufe von Jahrmillionen in flachen Meeresbecken am Ozeanrand dort die Salzlager, wo durch die Hitze das Wasser verdunstet. Nach und nach wurden die Salzschichten von anderen Erdschichten bedeckt. Der Gebirgsdruck presste und zerrieb die einzelnen Salzkristalle in Verbindung mit anderen Elementen wie Magnesium, Kalium, Schwefel zu festen kristallinen Formen.

Vor 200 bis 250 Millionen Jahren befanden sich solche tropischen Meeresbuchten im heutigen Norddeutschland und Polen. Diese etwa 600 m mächtigen, Steinsalz führenden Schichten liegen heute zum Teil tiefer als 4000 m unter der Erdoberfläche. Steinsalz schimmert rötlich, wenn es Eisen enthält, andere

Verunreinigungen lassen es grau erscheinen. In reinster Form (Kristallsalz) ist es so klar wie Bergkristall und entsprechend selten. Übrigens: Im ständigen natürlichen Stoffaustausch bleibt der Salzgehalt des Meeres, genauer: der Natriumchloridgehalt, seit Milliarden von Jahren nahezu gleich. Das liegt zum einen an der langen Verweildauer von Natrium und Chlor im Wasser. So glauben Wissenschaftler, dass Natriumatome im heutigen Meerwasser vermutlich in den Ozean gelangten, als die Dinosaurier die Erde bevölkerten, und dass Chloratome seit mehr als 4 Milliarden Jahren im Meerwasser gebunden sind.

Zum anderen sorgen Kräfte der Kontinentalverschiebung dafür, dass das Meer der Erde die Salze wieder zurückgibt. So etwa Kalzium und Magnesium, die von Flüssen eingetragen, von Meeresorganismen in Knochen und Muscheln eingebaut und im Ozean wieder zu Ablagerungen werden, die z. B. als die weißen Klippen von Dover wieder zu Felsen werden. Oder auch Kalium, das Bestandteil von Granit unter dem Meeresboden wird, der durch die Plattenverschiebung ebenfalls wieder zu Erde wird (Näheres bei James Trefill: Physik im Strandkorb. Rowohlt 2002).

Stichwort Salzlampen

Lampen aus Steinsalzbrocken, in die Glühlampen eingebracht worden sind, sollen Staub binden und Elektrosmog neutralisieren. Die Vorstellung hinter dieser Behauptung: Elektrosmog bedeutet ein Überwiegen positiv geladener Ionen in der Luft, das zu Nervosität, Konzentrationsproblemen und Schlaflosigkeit beitragen kann. Die negativen Ionen des Salzes können die positiven Ionen in der Luft binden. Das ist theoretisch richtig. Doch Fachleuten zufolge reicht die Wärmeentwicklung der Glühlampe bei weitem nicht aus, um die Anionen und Kationen des Salzbrockens zu trennen. Was von der versprochenen Wirkung bleibt, ist allerdings das Wohlgefühl, das ein warmes Salzlicht ausstrahlen kann – und bekanntlich tragen das Bewusstsein, etwas Gutes für sich zu tun, und der Glaube an die Wirkung viel zur erwarteten Wirkung bei.

Die zweite Art der Salzbildung sind geschlossene Gewässer, deren Zuflüsse viel Salz eintragen, z. B. das Tote Meer. Salzsee-Sedimente unterscheiden sich in ihrer Zusammensetzung von der Mehrheit der Salzquellen, die aus dem Meer kommen, denn sie tragen die typischen Spuren der örtlichen Gesteine.

Zu den ältesten Salzlagerstätten der Welt zählt die Salt Range in Pakistan, südlich von Islamabad. Das Salz ist im Handel als «Alexandersalz», genannt nach Alexander dem Großen, «Himalaya-» oder «Hunza-Salz», genannt nach dem Tal der Hundertjährigen, obwohl das Gebirge wie auch das Tal weit entfernt von dem Salzstock liegen.

Wortzauber

Trendprodukte wie Ur- oder Kristall- oder Himalayasalz werden im Handel von der Apotheke bis zum Supermarkt um ein Vielfaches teurer als normales Kochsalz angeboten. Was ist dran an diesen besonders scheinenden Salzen?

Ur-Salz: ist zermahlenes Steinsalz (Halit) aus denselben Stätten, aus denen das handelsübliche Kochsalz stammt. Es wurde jedoch nicht gereinigt (raffiniert) und enthält deshalb weniger Natriumchlorid, dafür aber zusätzliche Mineralstoffe, allerdings in so geringen Mengen, dass sie für die Mineralstoffversorgung kaum ins Gewicht fallen. Dieses so genannte ganzheitliche, naturbelassene Steinsalz enthält auch Verunreinigungen. Das können unschädliche Verbindungen wie Kalk oder Gips sein, aber z. B. auch Erdöl, kosmische Stäube (aus Meteoriteneinschlägen) und giftige Schwermetalle wie Arsen, Blei, Kadmium. Als Verunreinigungen zählen auch Bor, Brom (Bromide), Kohlenstoff (organische Verbindungen, Karbonate), Lithium, Phosphor (Phosphate), Sauerstoff (Oxide), Silizium (Silikate), Stickstoff (organische Verbindungen), Strontium und Wasserstoff (organische Verbindungen, Säuren).

Kristallsalz: kommt wie Speisesalz aus nicht stark verunreinigten Lagerstätten, wird aber nicht raffiniert. Der Begriff ist irreführend, da jedes Salz ein Kristall ist. Er ist am ehesten geeignet für besonders reines Steinsalz, das fast durchsichtig ist – und sehr selten.

Bodenschatz

Das Salz, das den ersten Menschen zugänglich wurde, waren die Salzkrusten an Salzseen sowie Salzstöcke, in denen das formbare Salz infolge des Drucks des darüber liegenden Gesteins in Felsspalten an die Oberflächen auswich. Die historisch erste Technik, Salz zu gewinnen, war das Verdunsten von Meerwasser oder salzhaltigem Quellwasser (Sole) in Pfannen (Sieden), bis das Salz übrig blieb. Eine solche Saline aus der Steinzeit befindet sich z. B. in Bad Nauheim in der Wetterau. Nachdem die Menschen die tiefen Salzlagerstätten entdeckt hatten, begann die systematische Salzgewinnung. Im Salzkammergut (Oberösterreich) prägte sie eine ganze Kulturepoche, die Hallstattzeit von 1200 bis 400 v. Chr. Steinsalz war ein begehrtes Objekt («Weißes Gold»), mit dem entlang der Salzstraßen gehandelt wurde. Die Menschen schätzten es als Würzmittel, als Gegenzauber (böse Geister, Unfruchtbarkeit) und als Medizin, zur Bearbeitung von Glas, Keramik und Leder sowie zum Veredeln von Silber, vor allem aber als Konservierungsmittel. Salz bindet in den Lebensmitteln Wasser und entzieht damit Bakterien und Schimmelpilzen, die Sauerstoff brauchen, die Nahrungsgrundlage. Es ist neben Essigsäure der älteste Stoff, der Lebensmittel haltbar macht. Schon die Sumerer und Babylonier handelten mit Salzfleisch und Salzfisch.

Das Geschenk der Natur wurde wirtschaftlich so wichtig, dass darum Kriege und politische Machtkämpfe entbrannten. Und es diente als Lohn: Das Wort Salär, der Lohn römischer Soldaten, leitet sich von Salz (lat. sal) ab.

Interessant

Die norddeutschen Salzstöcke sind der Grund des blühenden Salzhandels im Mittelalter und der rasanten Industrialisierung im 19. Jahrhundert (Kalibergbau) sowie die Basis der meisten deutschen Heilbäder. Einige sollen heute als Endlager für Atommüll dienen.

Salzquellen

Heute gewinnen bergmännischer Abbau und Solegewinnung aus unterirdischen Salzlagern das Speisesalz aus Steinsalz und Salinen zur Meersalzgewinnung das Meersalz.

Bergmännischer Abbau bedeutet Sprengung. Anschließend werden die Brocken transportiert, zerkleinert, gemahlen, gewogen und verpackt, in Pakistan noch mühsam

per Hand, in der Ersten Welt voll-
automatisch.
In Deutschlands größter Produk-
tionsstätte für Speisesalz, Bad
Reichenhall, begrub die Auffal-
tung der Alpen das Salz unter
mächtigen Gesteinsschichten.
Schon vor Jahrtausenden sickerte
Niederschlagswasser zu diesen
unterirdischen Salzvorkommen,
löste das Salz aus dem Gestein
und sammelte sich als natürliche
Sole. Diese Alpenquellsole hat
einen Salzgehalt von 26,5 % (gesättigte Sole) und enthält darüber
hinaus Mineralien und Spurenelemente. Die Sole wird über tiefe
Bohrungen erschlossen und über
Rohrleitungen in die Saline ge-
pumpt. Dort wird das Speisesalz
durch Verdampfen herauskristal-
lisiert.

Stichwort Sole

Die Kraft des Wassers, Salze zu
binden, ist begrenzt und temperaturabhängig. Bei Zimmertemperatur kann Wasser nicht mehr als
260 g/l Natriumchlorid aufnehmen. Deshalb ist eine gesättigte
Sole auch leicht selber herzustel-
len: 260 g Salz in einen Messbe-
cher und Wasser bis zur 1-Liter-
Marke auffüllen. Alternative: Ein
Stück Steinsalz in ein Gefäß geben, aufgrund der begrenzten
Bindungsfähigkeit erreicht das
Wasser innerhalb der nächsten
3 Stunden 26 % Sättigung (siehe
auch Seite 122 f.).

Meersalz wird z. B. in Frankreich,
Italien oder Portugal in flachen
Sammelbecken unter Einwirkung

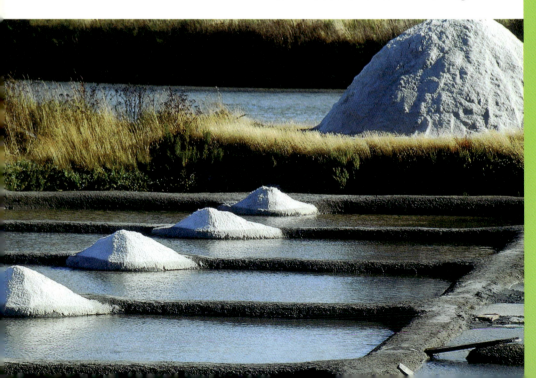

von Wärme, Sonne und Wind gewonnen. In kleineren Produktionsstätten wird das Salz per Hand mit Holzschiebern aufgelesen, die nicht den Boden berühren. Denn dort lagern die schwerer löslichen Salze und Tonschichten. Bei gutem Wetter und richtigen Windverhältnissen bilden sich auf der obersten Schicht feine Salzkristalle, die so genannten Blumen. Dieses feine, besonders mild schmeckende Salz ist bei Feinschmeckern als «Fleur de Sel» bei Tisch besonders begehrt. Das teure Edelsalz hat einen höheren Magnesium- und Jodanteil als normales Meer- und Steinsalz.

Die Hersteller der naturbelassenen Meersalze behaupten, die Verschmutzung der Meere erreiche ihre Salinen nicht, weil das Salz in besonders geschützten Buchten gewonnen wird.

Interessant

Der Anteil des Speisesalzes an der Weltproduktion beträgt heute lediglich 6 %. Davon dient die größte Menge der Nahrungsmittelindustrie als Geschmacksverbesserer und Konservierungsmittel. Nur etwa 0,25 % gelangen als Speisesalz in die Haushalte. Aus 65 % der abgebauten Salze wird in der chemischen Industrie ein Rohstoff zur Gewinnung von Lacken, Farben, Wasch- und Putzmitteln (Natronlauge, Soda, Salzsäure, Chlor). 12 % dienen als technische Hilfsmittel, z. B. für die Wasserenthärtung (Entkalkung) oder Trocknung (Wasserentzug bei der Ölproduktion). 11 % werden für den Straßenwinterdienst eingesetzt, und 4 % gelangen in die Landwirtschaft (Düngemittel). Nur ein Bruchteil geht in die Medizin als Medikamentenrohstoff und für Infusionen sowie ins Kurwesen für Salzkuren.

Salz im Körper

Der Organismus braucht Salz für zahlreiche Lebensvorgänge. Die meisten im Salz gebundenen Minerale und Spurenelemente sind ionisiert, also elektrisch positiv oder negativ geladen. Erst in dieser Form sind sie zellverfügbar und tragen dazu bei, dass Nährstoffe im Körper in Energie umgewandelt werden können.

Was in fester Form als Salzkörnchen (Kristall) erscheint, geht im Körper andere Verbindungen ein, die das Leben sichern. Die wichtigste Sicherung: Salz verhindert eine Austrocknung, da es Wasser bindet.

Natrium reguliert im Organismus
→ den Wasserhaushalt,
→ den osmotischen Druck,
→ den Säure-Basen-Haushalt,
→ aktiviert verschiedene Enzyme,
→ gewährleistet die Erregbarkeit der Nerven und Muskeln.

Ohne Natrium gäbe es z. B. keine Muskelbewegung, kein Schmerzempfinden, die Nieren könnten nicht entgiften, und das Blut würde nicht kreisen.

Chlorid
→ bildet mit Wasserstoff die Salzsäure des Magens,
→ ist an den weiteren Verdauungsschritten beteiligt.

Natrium wird hauptsächlich im Darm resorbiert, weniger vom Magen. Haut und Schleimhäute können zusätzlich Spuren von Natrium aufnehmen. Von ihren rund 77 bis 100 g in Körperflüssigkeiten gebundenem Natrium verlieren Erwachsene täglich etwa 23 mg über Urin und Stuhl, über die Haut noch einmal 35 bis 90 mg. Der Schweiß enthält im Durchschnitt 0,59 g/l.

Den täglichen Natrium-Mindestbedarf schätzen Experten auf 550 mg, umgerechnet entspricht das etwa 1,4 g Kochsalz. Die deutschen, österreichischen und schweizerischen Fachorganisationen (DACH) nennen als Referenzwerte 6 g pro Tag, das entspricht einem gestrichenen Teelöffel. Die Obergrenze liegt bei 10 g Salz pro Tag. Da der Verzehr stark kochsalzhaltiger Speisen ein Risikofaktor für Magenkrebs sein kann, sollte beim Salz Maß gehalten werden.

Achtung!

Mit dem Körperwasser (Schweiß, Urin) werden auch wichtige Elektrolyte ausgeschieden, allen voran Natrium. Pro Liter Schweiß verlieren wir 4–6 g anorganische und organische Salze. Starkes Schwitzen kann deshalb zu hohen Natriumverlusten (1 g/l) führen. Natriumreiches Wasser, am besten vermischt mit Apfelsaft (für die Kaliumversorgung), kann den Mineralverlust ausgleichen. Ältere Menschen speichern wegen nachlassendem Durst weniger Wasser im Körper. Eine kochsalzarme Ernährung und Hitze trocknen noch weiter aus, sodass es vor allem in heißen Sommern zu lebensbedrohlichen Zuständen kommen kann.

Versteckte Salze

Die Deutsche Gesellschaft für Ernährung (DGE) weist darauf hin, dass neben Fastfood-Produkten auch Fertigprodukte wie Suppen, Soßen, Würzmittel, Salzgebäck, Senf und Ketchup bereits kräftig gesalzen sind. Sie empfiehlt bei normalem Verzehr von Brot, Wurst und Käse, die täglich etwa 4 bis 5 g Salz liefern, die Nahrung nur mit 1 bis 2 g zu salzen.

Natriumarme Lebensmittel (weniger als 100 mg/100 g) sind: Obst, Gemüse, Salate, Nüsse, Kartoffeln, Fleisch, Milch, Joghurt, Getreide. Einen hohen Gehalt an Natrium (mehr als 1 g/100 g) haben: Oliven, Salzstangen, Salzhering, Salzgurken, Kaviar, Brühen, Roquefort und Hartkäse, geräucherter und Kasseler Schinken, Salami.

Stichwort Mineralstoffe und Spurenelemente

Der Organismus braucht Wasser und Mineralstoffe (Salze), Fett, Eiweiß, Kohlenhydrate und Vitamine für das Wachstum des Körpergewebes und den Stoffwechsel.

Die Mineralien sind am Aufbau von Knochen, Zähnen, Bindegewebe, Zellen, Enzymen und Hormonen sowie an der Produktion des Blutfarbstoffes beteiligt. Ohne Mineralien würden wir trotz Wasserzufuhr austrocknen. Außerdem regulieren sie den Säure-Basen-Haushalt im Körper.

Je nachdem, wie viel wir von den einzelnen Mineralstoffen brauchen, werden sie in Mengen- (mehr als 50 mg/kg Körpertrockengewicht) und Spurenelemente unterschieden.

Lebenswichtige (essenzielle) Spurenelemente sind unersetzlich für die Bildung vieler Hormone und Enzyme. Ohne die winzigen Mengen könnten wir nicht richtig wachsen, hören, riechen, schmecken und wären nicht fortpflanzungsfähig. Doch ein Zuviel führt zu Erkrankungen.

Mengenelemente sind Natrium, Kalium, Kalzium und Magnesium sowie Chlor, Phosphor und Schwefel.

Zu den **Spurenelementen** zählen Chrom, Eisen, Jod, Kobalt, Kupfer, Mangan, Molybdän, Selen und Zink. Auch Nickel, Silizium, Fluor, Vanadium und Lithium gehören dazu.

Natriummangel

Mangelerscheinungen sind selten, da die Speisen gut gesalzen werden. Eine extrem salzarme Kost, starkes Schwitzen, starkes Erbrechen oder Durchfälle sowie harntreibende Medikamente oder eine geschwächte Nebennierenrinde könnten zu Natriummangel führen. Wenn Salz im Körper fehlt, hat das Auswirkungen auf die Leistungsfähigkeit; laut Studien eine Schwächung des Kurzzeitgedächtnisses und ein Nachlassen der Konzentrationsfähigkeit.

Salzempfindlichkeit

Lange Zeit wurde es dem Salz zur Last gelegt, dass viele Menschen unter Bluthochdruck (Hypertonie) leiden. Bekannt ist, dass Salz (NaCl) den Blutdruck erhöhen kann. Studien haben jedoch ergeben, dass der Blutdruck nur bei 18 % der Bevölkerung – den so genannten Salzsensitiven (Salzempfindlichen) – mit dem Salzkonsum in Verbindung steht. Diese Empfindlichkeit ist vermutlich erblich bedingt. Es gilt als gesichert, dass hauptsächlich ungesunder Lebenswandel (Alkohol, Fettkonsum, Stress) und erbliche Veranlagung für einen hohen Blutdruck verantwortlich sind.

Das Verhältnis von Natrium und Kalium (Quotient) gilt als entscheidender Faktor für Bluthochdruck. Salzreiche Kost führt zu einem Quotienten von 3:1 (3 Teile Natrium, 1 Teil Kalium). Eine basische Kost (wenig Fleisch und industriell gefertigte Lebensmittel) bewegt sich dagegen in einem Verhältnis zwischen 1:5 bis 1:10.

Zu viel Natrium

Zu viel Kochsalz zieht eine vermehrte Kaliumausscheidung nach sich, die Zellen werden übersäuert. Ein Esslöffel Kaisernatron oder Bullrichsalz (Natriumhydrogenkarbonat, Salz der Kohlensäure) kann das Natrium-Kalium-Verhältnis regulieren.

Warenkunde

Raffiniertes Kochsalz (Siede-, Marken-, Tafelsalz) besteht geltenden Vorschriften entsprechend mindestens zu 97 % aus Natriumchlorid. Das heißt, dem Steinsalz wurden andere Stoffe entzogen. Grundlage ist der Codex Alimentarius, der in Zusammenarbeit der Ernährungs- und Landwirtschaftsorganisation (FAO) und der Weltgesundheitsorganisation (WHO) der Vereinten Nationen (UN) entstanden ist.

Bei der Raffinierung gehen neben schädlichen Verunreinigungen auch einige Mineralstoffe und Spurenelemente verloren. Doch das ist gemessen am Tagesbedarf unwesentlich. Der Körper holt sich Kalzium, Magnesium sowie Spurenelemente aus anderen Lebensmitteln.

Damit das Speisesalz nicht verklumpt (rieselfähig bleibt oder wird), werden ihm Trennmittel hinzugefügt. Beim Bad Reichenhaller sind es z. B. Magnesium- und Kalziumkarbonate bzw. Kieselsäure. Sie bilden mit Wasser und Begleitsalzen wie Kalium-, Kalzium- und Magnesiumchlorid und -sulfat etwa 3 %.

Einige Trennmittel, z. B. Aluminiumhydroxid, sind umstritten. Fachleute halten die durch handelsübliches Speisesalz aufgenommene Menge an Aluminium zwar für gesundheitlich unbedenklich, aber bei korrekter Lagerung, die ein Feuchtwerden ausschließt, auch für überflüssig.

Im Handel befindet sich auch Siedesalz ohne Trennmittel und Zusatzstoffe. Als Zusatzstoffe sind Jod und Fluor gebräuchlich, neuerdings auch Folsäure (siehe Seite 99).

Meersalz enthält etwa 80 % Natriumchlorid. Es wird ebenfalls gereinigt. Nur ein paar Nischenprodukte sind durch fast vollständiges Eindampfen ohne Reinigung entstanden. Die Verunreinigungen verleihen ihnen ein graubräunliches Aussehen.

Naturbelassenes Stein- und Meersalz kann zu weniger als 97 % aus Natriumchlorid bestehen, der Rest sind in erster Linie Sulfat, Magnesium, Eisen, Jod, Selen. Eisen ist für die rote Färbung verantwortlich, graue bis braune Farben stammen im Wesentlichen von organischen Substanzen. Ein höherer Sulfat- und Magnesiumgehalt ist am leicht bitteren Geschmack erkennbar. In Meersalz können sich auch kleine Mengen von Arsen, Blei, Kadmium, Kupfer oder Quecksilber befinden.

Bergmännisch gewonnenes Steinsalz wird in verschiedenen Körnungen nur in reiner Form als Speisesalz verwendet. Das reinste Steinsalz enthält 99 % Natriumchlorid und ist sehr selten. Verunreinigtes Salz enthält meist Anhydrit, Polyhalit und tonartige Bestandteile und wird für industrielle und gewerbliche Zwecke abgebaut. Vorschriften verhindern, dass Salz aus Abfallprodukten (Rekristallisation) als Lebensmittel oder zu seiner Herstellung verwendet wird.

Gewürzsalz ist eine Mischung aus Kräutern und Gewürzen mit Koch- oder Meersalz. Streuwürze mit Kräutern enthält etwa 30 % Kochsalz.

Bei Diätsalz, das bei natriumarmer Kost eingesetzt wird, ist das Natriumchlorid hauptsächlich durch Kaliumverbindungen ersetzt.

Pökelsalz ist Kochsalz mit 0,5 % Natrium- oder Kaliumnitrat (E 251 bzw. E 252). Fast 90 % der Fleischwaren werden damit haltbar gemacht. Das Verfahren entzieht dem Fleisch Wasser, stoppt damit das Bakterienwachstum und gibt dem Fleisch die appetitlich rote Farbe. Nitrat ist zwar gesundheitlich unbedenklich, kann aber z. B. durch zu lange Lagerung, Wärme oder einen sauren pH-Wert rasch zu gesundheitsschädlichem Nitrit umgewandelt werden. Diese Reaktion kann im Boden, Trinkwasser, in Lebensmitteln oder im Magen ablaufen. Größere Mengen von Nitrit behindern den Sauerstofftransport im Blut. Bei hohen Temperaturen (Braten, Grillen) können sie sich mit Eiweißbestandteilen aus der Nahrung, den Aminen, zu Nitrosaminen verbinden, die wahrscheinlich Krebs erregen. Durchschnittlich nimmt jeder Bürger pro Tag 2,5 mg Nitrit aus Fleischerzeugnissen auf. Eine weitere Nitratquelle sind z. B. Spinat, Salat, Pizza, Käse. Unabhängig von der Ernährung produziert der Stoffwechsel des Körpers bis zu 70 mg Nitrit pro Tag.

Achtung!
Gepökelte Ware wie Kasseler, Wiener Würstchen oder Schinkenspeck gehören nicht auf den Grill.

Mineralien im Speisesalz

Der Codex Alimentarius legt fest, dass Kochsalz mindestens aus 97 % Natriumchlorid bestehen muss. Zu den restlichen 3 % gehören folgende Mengen- und Spurenelemente:

Schwefel kommt im Salz als Sulfat vor und ist wichtig für das Bindegewebe und für die Entgiftung des Körpers. Im Körper ist Schwefel Bestandteil vieler Eiweiße und des Hormons Insulin.

Magnesium, das ein Gegenspieler

von Kalzium ist, aktiviert mehr als 300 Stoffwechselfunktionen steuernde Eiweiße (Enzyme). Es ist vor allem für das Nervensystem, den Hormonhaushalt und den Energieumsatz wichtig. Unter anderem hemmt Magnesium die Blutgerinnung und wirkt entspannend und beruhigend.

Kalzium ist bekanntermaßen wichtig für Knochen und Zähne, aber auch für Nerven und Muskeln, Herztätigkeit und Blutgerinnung. Das Mineral lindert Entzündungen.

Kalium ist der Gegenspieler von Natrium und wie dieses an der Regulierung des Wasserhaushaltes, der Nierenfunktion und der Steuerung des Säure-Basen-Haushaltes beteiligt. Es wird für die Erregungsleitung von Muskel- und Nervenzellen gebraucht und ist insbesondere für den Zuckerstoffwechsel und die Verdauung wichtig.

Diese Mengenelemente sind so gut wie immer Bestandteil des Kochsalzes. Die Spurenelemente Eisen, Jod, Fluor und Selen gehören ebenfalls zu den üblichen Begleitstoffen.

Eisen ist für die Blutbildung und den Sauerstofftransport zuständig, ist an vielen Stoffwechsel- und Entgiftungsvorgängen beteiligt und besonders wichtig für das Immunsystem.

Selen wirkt zellschützend und setzt die Wirkung giftiger Stoffe herab.

Jodiertes und fluoridiertes Speisesalz?

Da die meisten Regionen Deutschlands zu den Jodmangelgebieten zählen und die durchschnittliche Ernährung den Bedarf an Fluor in der Regel nicht decken kann, werden die beiden Spurenelemente dem Speisesalz zugesetzt.

→ Jodmangel führt zu Kropfbildung und schädigt den kindlichen Organismus im Mutterleib, während zu viel Jod zu Schilddrüsenüberfunktion führen kann.

→ Fluormangel führt zu Karies und Knochenbrüchigkeit (Osteoporose), zu viel Fluor kann die Zähne allerdings schädigen.

Die Fachleute sind sich einig: Eine Überdosierung von Jod und Fluor ist mit angereichertem Salz sehr unwahrscheinlich. Der Befürchtung, ein Übermaß an Jod führe zu Jodakne oder Allergien, treten die Experten entgegen: Dazu sei die Dosierung zu gering. Unsere Geschmacksknospen schützen uns vor dem Verzehr von zu viel Salz. Jodakne und Allergien sind eher durch Medikamente oder Desinfektionsmittel und nicht durch Jod in der Nahrung verursacht.

Jod ist unter anderem für die Bildung des Schilddrüsenhormons Thyroxin verantwortlich. Das Spurenelement ist in Seefisch, Garnelen, Muscheln, Lebertran, Milch, Eiern, Erdnüssen und Innereien enthalten. Jodiertes Speisesalz enthält 15 bis 25 mg Jodat pro kg Salz. Ernährungswissenschaftler haben errechnet, dass der Durchschnittsbürger bei einer Salzaufnahme pro Tag von 6 bis 8 g und der Annahme, dass alle seine Lebensmittel und Speisen mit Jodsalz hergestellt wurden, täglich 90–200 µg Jod zu sich nimmt. Die Weltgesundheitsorganisation (WHO) in Genf hat keine Bedenken bei einer Jodzufuhr von bis zu 1000 µg pro Tag für gesunde Erwachsene, in Deutschland gelten 500 µg als ungefährliche Grenze. Die DGE empfiehlt Schulkindern 140 bis 200 µg pro Tag. Bei Erwachsenen liegt der Bedarf um 200 µg pro Tag. Selbst für Patienten mit autonomen, hormonproduzierenden Bezirken der Schilddrüse («heiße Knoten») gilt die vorbeugende Verwendung von Jodsalz als gesundheitlich unproblematisch.

Fluor benötigt der Körper vor allem zum Aufbau von Knochen und Zähnen. Das Mineral beugt insbesondere der Zahnfäule (Karies) vor, die durch zuckerhaltige Speisen, allen voran Süßigkeiten und Softdrinks, verursacht wird. In der Natur kommt Fluor in Getreide, Walnüssen, Sojaprodukten, schwarzem Tee und Wasser vor. Zugesetzt wird es neben dem Speisesalz (250 mg/kg Fluorid) auch Zahnpasten (bis 0,15 %, Kinderzahnpasten bis 0,04 %, da diese die Zahnpasta oft herunterschlucken).

Achtung!

Verbraucher müssen bei Fluor den Überblick bewahren. Nahrungsmittel und das Trinkwasser tragen neben der Zahncreme ebenfalls zur Fluorversorgung bei. Die DGZMK weist darauf hin, dass Fluoridsalz nicht durch fluoridreiches Mineralwasser oder Fluoridtabletten ergänzt werden soll und Fluoridlacke oder -gele nur nach zahnärztlicher Anweisung genommen werden sollen.

Die Deutsche Gesellschaft für Zahn-, Mund- und Kieferheilkunde in Düsseldorf (DGZMK) empfiehlt allen die Verwendung von fluoridiertem Speisesalz plus fluoridhaltiger Zahnpasta. Aktuelle Untersuchungen haben ergeben, dass lokale Fluoridanreicherung die Zähne besser schützt als das Verabreichen von Tabletten. Eine Aufnahme von 4 mg Fluorid pro Tag gilt für gesunde Erwachsene als sicher und unbedenklich.

Es gibt auch Markensalze, die zusätzlich Folsäure enthalten. Dieses wasserlösliche B$_9$-Vitamin ist für die Zellerneuerung und das Zellwachstum verantwortlich und hat eine schützende Wirkung vor Herz-Kreislauf-Erkrankungen. Ein

Mangel steht auch in Verdacht, Depression und Altersdemenz zu begünstigen. Die von der DGE empfohlene tägliche Menge von 400 µg wird im Durchschnitt nicht erreicht, da das Vitamin beim Kochen bis zu einem Drittel zerstört wird.

Einen hohen Gehalt an Folsäure haben Broccoli, Endiviensalat, Spinat und Hühnerleber. Frauen sollten schon vor der Schwangerschaft und im ersten Drittel der Schwangerschaft 400 µg in Form von Präparaten aufnehmen.

Salz-Medizin

So wesentlich Salz für die Ernährung und damit für die Gesundheit ist, so wirkungsvoll ist es für Lebenskraft und Schönheit. Die Medizin nutzt die Heilkraft des Salzes seit alters. Bis heute hilft Salz innerlich gegen Störungen des Verdauungstraktes, äußerlich bei Schwellungen und zur Mundhygiene. Intravenös verabreichte Kochsalzlösungen, die Kombination von Wasser und Natriumchlorid, retten im Krankenhaus Abertausenden das Leben. Aber auch im Alltag können Befindlichkeitsstörungen und Erkrankungen durch Hinzufügen, aber

auch Weglassen von Salzen positiv beeinflusst werden.

Hausmittel Schüßler-Salze

Seit ein paar Jahren gewinnen Schüßler-Salze als Heilsalze immer mehr Aufmerksamkeit, obwohl ihre Wirksamkeit nicht streng wissenschaftlich geprüft ist. Heute wissen wir, dass Mineralsalze in unterschiedlicher Menge und Konzentration für den Körperaufbau ebenso unerlässlich sind wie für den ordnungsgemäßen Ablauf aller Funktionen. Das war im 19. Jahrhundert so noch nicht bekannt. Der homöopathische Arzt Dr. Wilhelm Heinrich Schüßler aus Oldenburg (1821–1898) entdeckte, dass die Asche des menschlichen Körpers hauptsächlich aus Salzen besteht und machte die Erfahrung, dass homöopathisch hergestellte Mineralsalze Fehlfunktionen des Organismus normalisieren sowie bestimmte Körperfunktionen anregen oder regulieren.

Was sind Schüßler-Salze?

Schüßler stellte im Körper 12 Salzverbindungen fest, die er als «Funktionsmittel» oder «Lebenssalze» nummerierte. Seine Heilweise nannte er «Biochemie» (bios = Leben; chemie = Lehre von den Elementen), heute wird unter Biochemie allerdings die Kunde vom Aufbau der organischen Welt und den chemischen Vorgängen in den Organismen verstanden. Die Schüßler-Salze sind wie Natriumchlorid und alle anderen Salze Verbindungen eines Anions einer Säure mit dem Kation einer Base. Sie werden bei vermutetem Mangel oder Fehlverteilung in Eigenbehandlung eingesetzt, um den Körper vor Funktionsstörungen zu schützen, die zu Krankheiten werden können. Voraussetzung ist allerdings, dass die Pa-

tienten ihren Körper genau beobachten und Krankheitszeichen (Symptome) exakt wahrnehmen: Sind die Kopfschmerzen z. B. stechend oder drückend, ist der Schleim gelblich oder weißlich, neigt man zu eingerissenen Mundwinkeln? Und welches ist das hervorstechendste Symptom? Leitsymptome geben Rückschlüsse auf das passende Salz. Mit den Salzen greift man regulierend in die körpereigene Steuerung ein, ersetzt also nicht wie bei der sonstigen Mineralstoffgabe einen Stoff oder fügt einen Wirkstoff zu. Die Salze gibt es in Tablettenform und die meisten auch als wirksame Bestandteile von Salben. Die Schüßler-Salz-Tabletten gelangen über die Schleimhäute der Mundhöhle, des Rachens und der Speiseröhre ins Blut und sollen den Zellen helfen, die Mineralstoffe aus der Nahrung optimal nutzen zu können.

1 Calcium fluoratum (Kalziumfluorid)

Kalzium ist in den Zellen der Oberhaut, im Zahnschmelz, in den Knochen und in allen elastischen Fasern enthalten. Störungen im Fluor-Kalzium-Stoffwechsel können eine Erschlaffung der elastischen Gewebe und Risse in der Haut nach sich ziehen. Nr. 1 ist deshalb das Salz gegen übermäßige Hornhautbildungen, spröde Nägel und Lippen, Gewebserschlaffung, Krampfadern, Osteoporose und Organsenkungen. Mit Salbe Nr. 1 werden erschlafftes Gewebe, Hornhaut, Risse und Schrunden sowie Nagelverwachsungen gepflegt. Sie wird auch bei Krampfadern, Hämorrhoiden und bei allgemeiner Bänderschwäche genutzt.

2 Calcium phosphoricum (Kalziumphosphat)

Calcium phosphoricum ist in allen, vor allem aber in den Knochenzellen enthalten. Sein Fehlen führt zu Störungen in den Erneuerungs- und Aufbauvorgängen. Salz Nr. 2 hilft deshalb bei Störungen der Zahn- und Knochenbildung (englische Krankheit) sowie schlecht heilenden Knochenbrüchen. In Verbindung mit Nr. 8 soll es die Genesung nach überstandenen Krankheiten fördern.

3 Ferrum phosphoricum (Eisenphosphat)

Eisen befindet sich im Blut, in den Muskel- und in den Darmzellen. Das in den roten Blutkörperchen enthaltene Eisen nimmt den aus der Luft eingeatmeten Sauerstoff auf, um ihn allen Geweben des Körpers zuzuführen. Fehlt das Eisen, so tritt eine Erschlaffung der Muskeln ein, auch Konzentrationsstörungen und mildes Fieber können einen Mangel anzeigen. Nr. 3 ist das Hauptmittel im ersten Stadium aller Entzündungen, bei frischen Wunden, Quetschungen, Verstauchungen und Sonnenbrand. Salbe Nr. 3 wird als Massagemittel bei kalten Füßen empfohlen.

4 Kalium chloratum (Kaliumchlorid)

Kaliumchlorid ist ein Bestandteil fast aller Körperzellen und steht in Beziehung zum Bindegewebe. Nr. 4 ist das Hauptmittel bei Entzündungen im zweiten Stadium und bei weißgrauen Absonderungen; es wird bei Augen-, Mandel- und Mittelohrentzündung, Stockschnupfen, Heiserkeit, Keuchhusten, Schwellung der Gelenke und Sehnenscheidenentzündung eingesetzt. Salbe Nr. 4 soll bei Schwellungen nach Verletzungen und trockenen Hautausschlägen sowie Kopfschuppen, Schuppenflechte und Warzen helfen.

5 Kalium phosphoricum (Kaliumphosphat)

Kalium phosphoricum befindet sich in den Zellen von Gehirn, Nerven und Muskeln, in den Blutkörperchen und in der Blut- und Gewebsflüssigkeit. Mangel an diesem Stoff mindert körperliche, geistige und seelische Fähigkeiten. Nr. 5 gilt deshalb als «Nervensalz» und soll bei Schlaflosigkeit, Erschöpfungszuständen, Gedächtnis-, Herz- und Muskelschwäche sowie Lähmungsgefühl helfen. Salbe Nr. 5 ist bekannt als Hilfsmittel zur leichten Massage bei Nervenschmerzen und Ischias sowie als Heilsalbe bei Beingeschwüren.

6 Kalium sulfuricum (Kaliumsulfat)

Kalium sulfuricum befindet sich in den Oberhautzellen und Muskeln meist zusammen mit Eisen. Fehlt es, schuppt sich z. B. die Haut. Nr. 6 ist das Heilmittel im dritten Stadium einer Entzündung, für gelbschleimigen Fließschnupfen und Ohrenfluss, außerdem fördert es die Abschuppung nach Kinderkrankheiten. Salbe Nr. 6 pflegt die juckende und schuppige Haut.

7 Magnesium phosphoricum (Magnesiumphosphat)

Magnesium phosphoricum befindet sich in den Muskeln, Blutkörperchen und Nerven, Gehirn und Rückenmark, in Knochen und Zähnen. Sein Fehlen hat Krämpfe zur Folge, z. B. Wadenkrampf. Nr. 7 wird außerdem bei Magen-, Leib-, Gallen- und Nierenkoliken eingesetzt.

8 Natrium chloratum (Natriumchlorid, Kochsalz)

Natrium chloratum, das in allen Körperflüssigkeiten und Geweben vorkommt, reguliert den Wasserhaushalt der Zellen. Störungen zeigen sich durch Kälteempfindlichkeit und kalte Hände und Füße sowie durch Flüssigkeitseinlagerungen (Ödeme). Nr. 8 wird bei Blutarmut, Tränen- und Speichelfluss, bei Fließschnupfen und Bläschenausschlag eingesetzt. Salbe Nr. 8 wird bei Insektenstichen, bei eingerissenen Mundwinkeln und Blutergüssen aufgetragen.

9 Natrium phosphoricum (Natriumphosphat)

Natrium phosphoricum ist ein Bestandteil der Blutkörperchen, der Muskeln, der Nerven- und Gehirnzellen sowie der Gewebsflüssigkeit. Nr. 9 greift regulierend bei dem Kohlensäureaustausch des Blutes in den Lungen, bei der Lösung der Harnsäure im Blut, bei der Verseifung der Fettsäuren nach Fettgenuss und bei übermäßiger Milchsäurebildung ein. Mitesser, Pickel und fettige Haut zeigen genauso einen Mangel an wie fettige oder trockene Haare, rheumatische Erkrankungen oder sauer riechender Schweiß und Sodbrennen. Salbe Nr. 9 wirkt gegen fettige und großporige Haut sowie gegen Mitesser und Pickel.

10 Natrium sulfuricum (Natriumsulfat)

Natrium sulfuricum unterstützt die Ausschwemmung harnpflichtiger Substanzen und hilft beim Entschlacken. Nr. 10 erhöht die Nieren- und Blasentätigkeit, beeinflusst die Tätigkeit des Darms, besonders des Dickdarms, der Leber und Bauchspeicheldrüse. Es findet Verwendung bei Schnupfen und Verdauungsproblemen sowie rheumatischen Beschwerden. Anzeichen für einen Mangel sind Kopfschmerzen, etwa bei Stress oder nach Alkoholgenuss, Tränensäcke, Juckreiz, geschwollene Füße, Beine und Hände.

11 Silicea (Kieselsäure)

Silicea ist ein Bestandteil des Bindegewebes, der Oberhaut, der Schleimhaut, der Haare, Nägel, Knochen und Nerven. Silicea gibt den Geweben Halt, Festigkeit und Widerstandsfähigkeit. Sein Mangel bewirkt Erschöpfung, Unterernährung und frühzeitiges Altern. Nr. 11 macht Haare und Nägel glänzend, hilft bei eitrigen Entzündungen, blauen Flecken, Überbein, Hautjucken, Haarausfall oder Fuß- und Handschweiß. Salbe Nr. 11 nährt die trockene Haut und verhindert unnötige Faltenbildung.

12 Calcium sulfuricum (Kalziumsulfat)

Calcium sulfuricum kommt in Leber und Galle vor und ist für den Eiweißabbau bedeutsam. Nr. 12 gilt als Mittel gegen eitrige und chronische Entzündungen. Der Biochemische Bund empfiehlt, alle Funktionsmittel als D6-Tabletten zu nehmen; Ausnahmen sind Nr. 1, 3 und 11, die in D12 gebräuchlich sind. «D» (lat. decem = 10) bedeutet, dass das Salz in Zehnerschritten verdünnt (potenziert) wurde. In D6 ist 1 Teil Ursubstanz auf 1 000 000 Teile Lösungsmittel enthalten. Die Tabletten sollen eine $1/4$ bis $1/2$ Stunde vor den Mahlzeiten oder 1 Stunde danach langsam im Munde zergehen, damit die Mundschleimhaut die Salze aufnehmen kann. Nur bei Schmerzanfällen und Krampfzuständen werden 10 Tabletten der Nr. 7 in heißem Wasser gelöst und möglichst heiß in kleinen Schlucken getrunken (zum Umrühren keinen Metalllöffel verwenden!). Man bezeichnet diese Darreichungsart deshalb auch als «heiße 7».

Gängige Schüßler-Salz-Anwendungen von A bis Z

Aufstoßen, saures: Nr. 9 im Wechsel mit Nr. 10 und Nr. 3, je einmal täglich 2 Tabletten.

Blähungen: Nr. 7 als «heiße 7»; im Oberbauch: Nr. 10 alle $1/2$ Stunde 1 Tablette; stinkend: Nr. 4 stündlich 1 Tablette; versetzte Blähungen: Nr. 10, 6 und 8 alle $1/2$ Stunde 1 Tablette im Wechsel.

Bronchialkatarrh: Zu Beginn: Nr. 3 alle $1/4$ Stunde 1 Tablette; mit Krampfhusten: Nr. 7 alle 5 min 1 Tablette; mit festsitzendem Schleim: Nr. 4 stündlich 1 Tablette; mit lockerem Schleim: Nr. 6 stündlich 1 Tablette.

Durchfall: Anfangsmittel: Nr. 3 alle $1/4$ Stunde 1 Tablette; krampfartiger: Nr. 7 alle $1/4$ Stunde 1 Tablette oder als «heiße 7»; mit wässrigem Stuhl: Nr. 8 alle $1/4$ Stunde 1 Tablette; stinkend: Nr. 2 täglich 6-mal 1 Tablette; gelblich grün bei Kleinkindern: Nr. 9 alle $1/2$ Stunde 1 Tablette.

Darmträgheit: Nr. 8 im Wechsel mit 3 je 3-mal täglich 1 Tablette.

Erkältung: bei ersten Anzeichen: Nr. 3 alle 10 min 1 Tablette; bei Ausbruch: Nr. 4 alle $1/4$ Stunde 1 Tablette; im Lösungsstadium: Nr. 6 täglich 6-mal 1 Tablette.

Fieber: Unter 39 °C: Nr. 3 alle 10 min 1 Tablette; über 39 °C: Nr. 5 alle 10 min 1 Tablette; beim Zahnen der Kinder: Nr. 3 im Wechsel mit Nr. 11 stündlich 1 Tablette.

Fließschnupfen: Nr. 3 im Wechsel mit Nr. 8 alle 10 min 1 Tablette.

Fußschweiß: Nr. 11 täglich 3-mal 2 Tabletten.

Halsentzündung: Nr. 3 im Wechsel mit Nr. 4 je 3-mal täglich 2 Tabletten.

Heiserkeit: Bei Erkältung: Nr. 3 im Wechsel mit Nr. 4 alle $1/4$ Stunde 1 Tablette; nach Anstrengung der Stimme: Nr. 3 im Wechsel mit Nr. 5 und 7 stündlich 1 Tablette.

Husten: trocken: Nr. 3 stündlich 1 Tablette; mit Rasselgeräuschen: Nr. 6 täglich 6-mal 1 Tablette; chronisch: Nr. 4 täglich 6-mal 1–2 Tabletten.

Juckreiz: Nr. 7 im Wechsel mit Nr. 11 je nach Schwere des Falles stündlich bis 6-mal täglich 1 Tablette.

Kopfschmerzen: Nr. 7 alle 3–5 Minuten 1 Tablette, im akuten Anfall als «heiße 7».

Magensäure, vermehrte: Nr. 9 sofort nach dem Essen 2–3 Tabletten.

Muskelverhärtung: besonders Schulter und Oberarme: Nr. 1 täglich 3-mal 1 Tablette, Salbe Nr. 10 und 11.

Wadenkrampf, nächtlicher: «heiße 7» und Salbe Nr. 7.

Tipp

Tipp
Eine Entsäuerungskur mit den Salzen Nr. 9, 10 und 11 soll die Säure-Basen-Balance im Körper wiederherstellen.
2-mal jährlich 3 Wochen lang morgens eine Tablette der Nr. 11, mittags Nr. 9 und abends Nr. 10.

Salz-Heilkunde

Während Schüßler-Salze unter Medizinern eher wenig Anerkennung finden, da ihre Wirksamkeit nicht belegt ist und die behauptete Wirkung nicht mit den bekannten Naturgesetzen übereinstimmt, gibt es eine Reihe von Salzanwendungen, die allgemein als wirksam anerkannt sind.

Sodbrennen, saures Aufstoßen und unangenehmes Brennen in der Speiseröhre, das speziell nach üppigen Mahlzeiten, zu viel Alkohol, Nikotin und hastigem Fastfood-Essen auftritt und das etwa jeder vierte Bundesbürger kennt, kann rasch mit Natriumhydrogenkarbonat (Kaisernatron, Bullrichsalz) im Magen neutralisiert werden. Auf die gleiche Weise wirken die Aluminium- oder Magnesiumsalze in Antazida. Häufiges Sodbrennen muss aber vom Arzt untersucht werden.

Bei Erkältungen oder trockenen Nasenschleimhäuten sorgen Nasenduschen fürs Befeuchten und Abheilen (siehe Seite 55 f.). Inhalationen mit Sole (siehe Seite 56, zur Dosierung siehe Seite 122 f.) helfen bei Bronchitis, Nebenhöhlenentzündungen und Schnupfen. Kratzen im Hals wird durch Lutschen von feuchtigkeitsbildenden und entzündungshemmenden Salztabletten oder Gurgeln mit einer halbprozentigen Sole gelindert. Warme Salzauflagen auf die Brust gelegt, sollen Erkältungssymptome ebenfalls lindern (siehe unten). Alternative: Salzhemd, das zum Schwitzen anregt und so den Heilungsprozess beschleunigen soll (Baumwollhemd in 2- bis 8%ige Sole tauchen, auswringen, anziehen, in ein Handtuch wickeln und ins Bett legen; nach einer $1/2$ Stunde beginnt das Schwitzen, spätestens 1 Stunde später ausziehen und duschen).

Manche haben gute Erfahrungen mit Salz bei Kreislaufschwäche nach besonderen Anstrengungen gemacht: Eine Prise Salz auf die Zunge gegeben soll die Lebensgeister rasch wiederkehren lassen.

Ein warmes Solefußbad (10 %) wirkt gegen kalte Füße, Fußpilz, rissige Haut und Hühneraugen (täglich 10 min). Manche haben gute Erfahrungen mit Salzsocken bei kalten Füßen gemacht: vor dem Schlafengehen Baumwollsocken in 2- bis 10%ige Sole tauchen, auswringen, anziehen und die Füße in ein Handtuch wickeln oder Wollsocken darüber streifen. Frauen können vaginalen Pilz, Ausfluss oder trockene Scheide mit einem 3%igen Sole-Sitzbad bekämpfen (täglich $1/4$ Stunde). Sole (1 %) fördert die Wundheilung bei Herpesbläschen, Warzen oder Insektenstichen: die Stelle mehrmals täglich betupfen und 1 Stunde einwirken lassen.

Eine Salzauflage hilft überall da,
wo Wärme oder Kälte gut tut. Bei
Verspannungen und Entzündungen, Ohrenschmerzen oder Erkältungen ein Säckchen oder einen
Verbandsschlauch mit Salz füllen
und kurz im Backofen oder in der
Mikrowelle auf 50 bis 60 °C erwärmen, dann auf die schmerzhafte,
verspannte oder entzündete
Stelle legen (bei Erkältung auf die
Brust) und 15 bis 20 min einwirken lassen. Als Kältesäckchen
zum Kühlen von Prellungen und
Schwellungen muss es in einer
Plastiktüte im Eisschrank kühlen,
da es sonst Wasser anzieht. Wohl-
tuend kühlende Wirkung ver-
schafft auch ein Soleschlick-Um-
schlag (aus der Apotheke) zur

unterstützenden Behandlung von
geschlossenen Verletzungen und
Verstauchungen. Das Solepeloid
auf die gewünschte Stelle (z. B.
Kniegelenk) auftragen. Ein nass-
kaltes Tuch darüber legen und
etwa 2 Stunden einwirken lassen.
Dann mit kaltem Wasser abwaschen.

Trockene und überanstrengte Augen (z. B. nach Computerarbeit)
werden durch ein Augenbad positiv beeinflusst. Bei regelmäßiger
Anwendung soll sich sogar die Al-
tersfehlsichtigkeit bessern: Sole
(nicht mehr als 1 %) in eine glä-
serne Augenbadewanne (aus der
Apotheke) oder ein Trinkglas geben. Sich über ein Waschbecken
beugen und das Glas von unten
auf das zuvor gereinigte Auge
drücken, dann den Kopf langsam
nach hinten legen, mehrmals
blinzeln und die Augen rollen. Anschließend das andere Auge behandeln (mehrmals täglich).

Wellness & Beauty mit Salzen

Die «Zündstoffe des Lebens» können über die Haut in zahlreiche
Körperprozesse eingreifen und
damit Gesundheit und Wohlbefinden fördern.

Salz-Hygiene

Mundpflege wird umso wichtiger,
je zuckerreicher wir uns ernähren. Wir füttern unsere zahnschä-

digenden Bakterien, allen voran Streptococcus mutans, mit zuckerhaltiger Nahrung, die dann Säuren bilden. Dieser Prozess führt nicht allein zu Karies. Säure, Essig, Fruchtsäfte und kohlensäurehaltige Limonaden entmineralisieren den Zahnschmelz. Salz trägt dazu bei, eine gesunde Mundflora aufzubauen und hilft, den Zahnschmelz zu regenerieren. Während früher das Kauen von Salz und Zähneputzen mit Salz als gute Mundhygiene galt, wird heute Sole bevorzugt. Einige empfehlen, die Zähne mit einer in Sole getauchten Bürste zu putzen, andere neutralisieren einen übersäuerten Mund- und Rachenraum durch Spülen mit Sole. Bei Zahnfleischentzündungen sollte die Sole mehrmals täglich, möglichst nach den Mahlzeiten, schluckweise durch die Zähne gepresst und ausgespuckt werden. Salz eignet sich auch für die tägliche Hygiene. Hühnereigroße Salzkristalle (aus dem Reformhaus oder dem Naturkostladen) sind besonders bei Allergikern als natürliches Deodorant beliebt. Das Salz verhindert das Bakterienwachstum, das für die Geruchsbildung verantwortlich ist. Es soll allerdings nicht so effektiv sein wie industriell hergestellte Deodorants oder Antitranspirants. Nach der Reinigung den Salzbro-

cken befeuchten und damit die Achseln und gegebenenfalls die Füße einreiben. Alternative: 1 Teil Wasser mit 1 Teil gesättigter Sole (siehe Seite 122 f.) mischen und auf die Achseln auftragen.

Salz-Kuren

Patienten, die an Asthma, chronischer Bronchitis und Erkrankungen der Lunge oder Allergie, Schlaflosigkeit, Kopfschmerzen und Tinnitus leiden, können vom salzhaltigen und staubarmen Heilklima der Salzstollen profitieren. Der größte Salzheilstollen Europas liegt in Polen: Wieliczka, etwa 12 km vor Krakau. Dort befindet sich in 226 m Tiefe ein Krankenhaus für Asthmatiker, Lungenkranke und Allergiker, das eine Heilungsquote von über 90 % haben soll. In Deutschland verfügt z. B. Berchtesgaden 600 m unter Tage über einen Heilstollen. In seiner Mitte steht ein Solebecken mit kleinen Springbrunnen, die die Sole zerstäuben. Die Luftfeuchtigkeit beträgt 85 %, die Temperatur 12 °C. Dort liegen die Patienten zwei Stunden eingepackt in Decken und Schlafsäcken. Die Luftreinheit und den therapeutisch wirksamen Salzgehalt überwacht der Deutsche Wetterdienst Freiburg. Liegekuren erstrecken sich meist 3 Wochen lang über täglich 2 Stunden. Manche Kuren werden von gesetzlichen Krankenkassen bezuschusst.

Trinkkuren mit Natursole eignen für Medizin und Kosmetik. Die halbprozentige Sole wird in die Wandelhalle zum Trinkbrunnen geleitet. Dort kann sie warm oder kalt gegurgelt werden und Nase und Rachen regenerieren helfen. Vor allem bei Atemwegsproblemen wird mit Natursole gegurgelt und inhaliert. Die Sole wird in geringen Mengen auch schluckweise getrunken, um Stoffwechsel und Verdauung anzuregen.

Durchblutung fördernde und entquellende Solebäder dienen der Heilung von Schuppenflechte und Neurodermitis sowie der Hautpflege. Die Sole heilt und desinfiziert nicht nur, indem sie den Säureschutzmantel regeneriert, ihre Mineralstoffe stärken auch die Abwehrkräfte.

Zu Hause kuren

In Kombination mit Wasser ist Salz ein beliebtes Kurmittel, das man problemlos zu Hause anwenden kann. Aber auch mit Kräutern oder pur entfaltet der unentbehrliche Lebensstoff eine belebende und heilsame Wirkung.

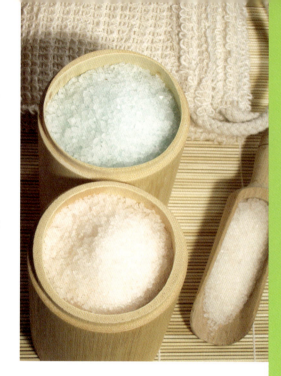

Heilsole-Kräuterbäder

In der Naturheilkunde werden Heilsole-Kräuterbäder bei allergischen Ausschlägen, Ekzemen, Schuppenflechte, bei Erkrankungen und Schmerzen des Bewegungsapparats (Gicht, Rheuma, Ischialgien), nach Knochenbrüchen und Verspannungen von Muskeln sowie Verkürzungen von Bändern und Versteifungen von Gelenken angewendet. Die Bäder regen den Stoffwechsel an: Natrium wirkt desinfizierend auf Hautverletzungen. Kupfer- und Schwefelverbindungen können positiv auf die Heilung der Haut einwirken. Magnesium und Kalium sind eine ideale Basenquelle und dämpfen den Säuregehalt des Körpers.

Während die osmotische Wirkung der Sole einen Mineralienaustausch fördert, wirken auch die Kräuterbestandteile:

Beinwell (Wallwurz, Symphytum officinale) galt schon bei Paracelsus und Hildegard von Bingen als Mittel gegen Knochenschäden. In der Homöopathie wird es zur Heilung von Knochen, Knochenhaut, Nerven- und Fasergewebe, aber auch bei Arthrosen und Verrenkungen der Gelenke eingesetzt.

Die echte Kamille (Matricaria chamomilla) hilft, rheumatisch-neuralgische Schmerzen zu lindern. Auch Taubheitsgefühle an Händen und Füßen sollen dadurch gelindert werden.

Ringelblume (Calendula officinalis) ist ein Volksheilmittel bei Verletzungen. Es fördert die Heilung bei Quetschungen, Risswunden, Geschwüren und Granulomen.

Arnika (Arnica montana) wird nach Anstrengungen, bei Schwäche, Erschöpfung und schmerzhaften Hautverletzungen und Verspannungen eingesetzt.

Schöllkraut (Chelidonium majus) lindert Leber- und Gallenbeschwerden, rheumatische Schmerzen der Muskeln und Knochen sowie Jucken, Brennen, Pusteln und Ekzeme.

So wird's gemacht:

Einen Beutel Heilsole-Kräuterbad (1 kg, aus der Apotheke) in der Wanne mit warmem Wasser bedecken und 1/2 Stunde später zum Vollbad (bis zu 38 °C) auffüllen. Nach 15 bis 20 min Baden im gut geheizten Raum auf ein Handtuch legen und die Heilsole ruhend auf der Haut trocknen lassen. Anschließend nach Belieben duschen und abtrocknen. Die Kur kann bis zu drei Wochen alle zwei Tage genommen werden.

Schwefelbäder

Über die Apotheke sind auch Schwefelbäder zu beziehen. Sie wirken lindernd bei Gelenkerkrankungen, Nervenentzündungen und Pilzinfektionen. Für die innere Anwendung helfen Sulfatwässer, also Heilwässer mit einem hohen Anteil an Natrium-, Magnesium- und Kalziumsulfat, bei Leber-, Gallenblasen- oder Darmstörungen. Schwefelhaltige Shampoos mindern Schuppen.

Kieselsäurekur

Gegen zu feines Haar, Haarspliss, brüchige Nägel, schwaches Bindegewebe kann eventuell eine Kieselsäurekur helfen. Auch Hautjucken, Haarausfall, Eingeweidebrüche, Bänderschwäche und Bandscheibenbeschwerden werden mit Siliziummangel in Verbindung gebracht. Während wir den täglichen Bedarf von ca. 30 mg Silizium schon durch 100 g Kartoffeln oder 300 ml Mineralwasser decken, kann eine dreiwöchige Kur den erhöhten Bedarf stillen: täglich ein Glas Wasser mit 1 El Kieselsäure trinken.

Frühjahrskur für den Teint

Eine abendliche 10-Tages-Pflege kann den Teint fit für den Frühling machen. Gesichtsmasken mit Soleschlick (Heilschlamm, Peloid) revitalisieren die Haut aller Hauttypen und lassen sie rosiger und straffer wirken. Der grüne oder schwarze Matsch ist entweder Meerschlamm, zum Beispiel aus dem Toten Meer oder der Nordsee, oder Schlick, der bei der Salzgewinnung von Steinsalz anfällt. Er versorgt ausgetrocknete Hautzellen wieder mit Flüssigkeit und beruhigt Hautirritationen, auch Akne und Ekzeme.

Die Salze regen den Hautstoffwechsel an, die oberen Schichten (Epidermis) nehmen Feuchtigkeit auf, dadurch wirkt die Haut straffer. Leichtes, kreisendes Reiben der leicht angetrockneten Maske an Stirn, Wangen, Nase und Kinn sorgt bei fettiger und Mischhaut durch den darin enthaltenen Ton für ein leichtes Peeling und gibt damit ein feineres Hautbild.

Die Maske nach der Hautreinigung – z. B. mit Apfelessig und Mineralwasser – dünn auf Gesicht, Hals, Dekolleté auftragen, dabei Augen und Lippen aussparen und die Maske hell trocknen lassen. Nach etwa 15 min warm abwaschen, das Gesicht anschließend abtupfen und eincremen. Das Peloid kann z. B. bei Ekzemen auch für bis zu zwei Stunden 2-mal die Woche auf die betroffene Hautpartie gelegt werden.

Winterkur für rosige Haut

Wenn die Haut spröde und fahl erscheint, können wöchentliche Salz-Peelings zu einem rosigen Teint verhelfen: Während sie die Durchblutung anregen, rubbeln sie Talg und abgestorbene Schüppchen weg. Das Salz bewirkt in den Zellen eine bessere Wasserbindung, sodass die Haut fester wird (hydratisierende Wirkung).

Trockene Haut: den Körper mit einer in Olivenöl und in Salz getauchten Sisalbürste an den Füßen beginnend in kreisenden Bewegungen abreiben. Den Kopf, zumindest Augen und Lippen, großzügig aussparen. Anschließend warm abduschen, leicht abtrocknen und einölen.

Normale Haut: den Körper vom

Fuß aufwärts kreisend massieren mit einer Mischung aus 40 g Salz, 2 EL Sojaöl und 5 Tropfen Zitronen- oder Orangenöl (in einem Gefäß schütteln, bis sich die Zutaten gemischt haben). Anschließend duschen, abtrocknen und eincremen (einmal die Woche). Ein Bad oder ein Saunagang vorher steigern den reinigenden Effekt. Die Poren werden geöffnet, sodass Talg besser abgcrubbelt und die Wirkstoffe besser aufgenommen werden.

Entspannungs-Abend
Ein Salzpeeling beeinflusst Hautunreinheiten positiv. Manche glauben sogar an eine Wirkung gegen Zellulite, was Experten aber für weniger wahrscheinlich halten. Jedenfalls ist die Haut nach der Einwirkung stärker durchblutet und wirkt gestrafft.
Für das Peeling etwa 3 El gemahlenes, feinkörniges Salz mit 3 El Öl, zum Beispiel Makadamia, Jojoba, Kokos oder Sesam, in einem Gefäß mischen und schütteln. Ein Bade- und darüber ein Bettlaken auf Bett oder Sofa ausbreiten und eine Decke zurechtlegen. Dann heiß duschen oder die Poren durch Saunagang, Voll- oder Dampfbad öffnen, abtupfen und den Körper mit dem Gemisch einreiben, das zwischendurch wieder geschmeidig gerührt werden muss. Ins Laken einwickeln und die Decke darüber legen. Etwa 40 min ruhen; lauwarm ohne Zusätze duschen. Die Haut trockentupfen.

Salzkosmetik

Dank seiner neutralisierenden Kraft gleicht Salz die Probleme von fettiger und trockener Haut aus. Es regt den Stoffwechsel an, lindert Reizungen und desinfiziert. Solebäder bereiten die Haut optimal auf die Kosmetik vor; sie bewirken eine bessere Durchblutung und Entquellung der oberen Hautschichten, die dadurch empfänglicher für Pflegestoffe werden. Salz ist die ideale Kosmetik für die tägliche Gesichtspflege.
Morgens: Akne soll sich bessern, wenn man das Gesicht nach dem Waschen mit je 1 Teil Wasser und gesättigter Sole (26 %) benetzt, 10 min wirken lässt und dann kurz kalt abwäscht. Danach eincremen.
Abends oder vor dem Ausgehen: Eine Hand voll Meersalz in heißem Wasser aufgelöst und ein darin getränktes Taschentuch 3-mal 3 min aufs Gesicht gelegt, macht einen fahlen, irritierten Teint wieder rosig. Anschließend kalt nachspülen. Alternative: Thermalwasser aus der Sprühflasche.

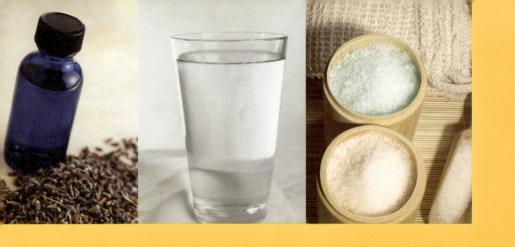

Gut zu wissen

Informationen und Tipps

Flüssigkeitsmengen

So viel Flüssigkeit sollen wir durchschnittlich täglich zu uns nehmen*:

	Über das Trinken	Über das Essen
Säuglinge		
0–3 Monate	620	
4–12 Monate	400	500
Kinder		
1–3 Jahre	820	350
4–6 Jahre	940	480
7–9 Jahre	970	600
10–12 Jahre	1170	710
13–14 Jahre	1330	810
Jugendliche und Erwachsene		
15–18 Jahre	1530	920
19–24 Jahre	1470	890
25–50 Jahre	1410	860
51–64 Jahre	1230	740
65 u. älter	1310	680
Schwangere	1470	890
Stillende	1710	1000

*Angaben in Milliliter, 1000 Milliliter (ml) = 1 Liter (l), (Quelle: DGE 2000)

→ Anhand eines Tests des Forums Trinkwasser e. V.
   unter www.trinkberater.de können Sie ermitteln, ob Sie täglich
   genug trinken.

Allgemeine Trinkregeln

→ Wasser stillt den Flüssigkeitsbedarf am besten. Empfehlenswert ist, über den Tag verteilt alle ein bis zwei Stunden ein Glas Wasser, insgesamt etwa 2 l, zu sich zu nehmen.

→ Durst ist bereits das erste Alarmsignal für Wassermangel. Besser ist, es erst gar nicht zum Durst kommen zu lassen.

→ Sportler*, Menschen mit schweißtreibender Tätigkeit und Kranke benötigen eine Extraportion Wasser.

→ Bei Hitze ist der Flüssigkeitsbedarf erhöht.

→ Je mehr Wasser man trinkt, desto besser. Nur Nieren- oder Leberkranke und Patienten mit Herzinsuffizienz sollten ihren Arzt fragen.

→ Wer wenig isst oder stark salzt, muss mehr trinken.

→ Säuglinge, Kleinkinder und ältere Menschen sollten zum Trinken angehalten werden, da sie noch nicht bzw. nicht mehr über ein ausreichendes Durstempfinden verfügen.

* Ein Leitfaden «Richtig trinken im Sport» kann kostenlos auf der Internet-Seite der IDM unter der Rubrik «Bestell-Service» angefordert werden: www.mineralwasser.com

→ Kaffee, Tee und andere koffeinhaltige Getränke sowie Limonaden und Alkohol sind weniger geeignet, den täglichen Flüssigkeitsbedarf zu decken.

Tipps zum Wassersparen

Weltweit, allerdings nicht in Deutschland, ist Wasser ein knappes Gut. Jeder Deutsche verbraucht am Tag etwa 128 l Wasser, das ist mehr, als eine normale Badewanne fasst. Wasserspartipps helfen, das Lebensmittel Nr. 1 und den Geldbeutel zu schonen. Denn mit den Wassergebühren zahlen wir auch die Abwasseraufbereitung, und die ist teuer.

→ Moderne Toilettenspülkästen haben standardmäßig 2 Tasten: die «große» Taste für 6 l und die Spartaste für 3 l, ältere 9-l-Spülkästen können mit einem Spülstopp nachgerüstet werden. Ersparnis: bis zu 60 % Trinkwasser.

→ Duschen verbraucht 50 bis 80 Liter Wasser, ein Vollbad dagegen bis zu 200 Liter. Zur Körperreinigung empfiehlt es sich also zu duschen – wer dabei noch mehr sparen will, benutzt einen Duschkopf mit Wassersparfunktion und lässt während des Einseifens das Wasser am besten nicht laufen. Solebäder ab 1 % desinfizieren, deshalb können sie ohne weiteres von zwei Personen nacheinander benutzt werden.

Wer während des Händewaschens den Hahn zudreht, spart bis zu 2 Liter. Das Gleiche gilt fürs Mundspülen mit einem Zahnputzglas.

→ Ein tropfender Wasserhahn oder eine undichte Toilettenspülung können übers Jahr gerechnet viel Wasser kosten. Deshalb: kaputte Dichtungen austauschen!

→ Geschirr nicht unter fließendem Wasser abwaschen: Das Spülen eines Zwölf-Personen-Maßgedecks verbraucht mit der Spülmaschine etwa 18 l, im Becken 40 bis 50 l, unter fließendem Wasser aber ungleich mehr.

→ Gemüse, Kartoffeln, Salat und Obst statt unter fließendem Wasser in einer Schüssel oder im Becken reinigen.

→ Die Blumenkanne neben dem Wasserkocher kann zu viel entnommenes Wasser aufnehmen, ohne dass dafür Abwasserkosten anfallen. Pflanzen lassen sich auch mit aufgefangenem Regenwasser gießen.

Die Trinkwasserverordnung auf einen Blick

Die Trinkwasserverordnung (TrinkwV), die am 28.5.2001 im Bundesgesetzblatt veröffentlicht wurde, legt Grenzwerte fest, die anhand des Vorkommens bestimmter Stoffe (Parameter) gemessen werden und die kein Wasserwerk überschreiten darf. Deren Einhaltung wird von den Gesundheitsämtern überwacht. Danach dürfen in 100 ml Trinkwasser aus der Leitung keine der gängigen Krankheitserreger Escherichia coli, Enterokokken und coliforme Bakterien enthalten sein. Die Grenzwerte für Wasser in Flaschen und anderen Behältern sind höher (0/250 ml), da sich Bakterien im stehenden Wasser besser vermehren. Dieser Wert gilt auch für den Boden- und Wasserkeim Pseudomonas aeruginosa. Die Koloniezahl der Bakterien darf bei 22 °C nicht mehr als 100/ml betragen und bei 36 °C den Wert von 20/ml nicht überschreiten.

Bei chemisch nachweisbaren Stoffen unterscheidet die Verordnung zwischen Stoffen, die sich im Verteilungsnetz und in der Hausinstallation in der Regel nicht mehr erhöhen, und solchen, die beim Transport zum Wasserhahn ansteigen können, da das lebendige Wasser mit anderen Stoffen im Leitungsnetz reagieren kann. Dabei ist zu beachten, dass die Wasserwerke für die Qualität des Wassers nur bis zur Hauszapfstelle verantwortlich sind.

1. Gruppe: Stoffe , die sich auf dem Weg zum Wasserhahn nicht erhöhen

Parameter	Grenzwert (mg/l)
Acrylamid	0,0001
Benzol	0,001
Bor	1
Bromat	0,01
Chrom	0,05
Cyanid	0,5
1,2-Dichlorethan	0,003
Fluorid	1,5
Nitrat	50
Pflanzenschutzmittel und Biozidprodukte	0,0001*
Quecksilber	0,001
Selen	0,01
Tetrachlorethen und Trichlorethen	0,01

* Biozidprodukte sind z.B. organische Insektizide oder Fungizide; bei einigen Stoffen gilt der Grenzwert 0,00003 mg/l.

2. Gruppe: Stoffe, die auf dem Weg zum Wasserhahn ansteigen können

Parameter	Grenzwert (mg/l)
Antimon	0,005
Arsen	0,0
Benzopyren	0,00001

Parameter	Grenzwert (mg/l)
Blei	0,01
Epichlorhydrin	0,0001
Kadmium	0,005
Kupfer	2
Nickel	0,02
Nitrit	0,5*
Polyzyklische aromatische Wasserstoffe	0,0001
Trihalogenmethane	0,05
Vinylchlorid	0,0005

* ab Wasserwerk nur 0,1 mg/l.

Weitere Grenzwerte betreffen physikalische Vorgänge, die durch folgende Indikatorparameter gemessen werden: Aluminium (0,2 mg/l), Ammonium (0,5 mg/l, geogen bedingt bis 30 mg/l), Chlorid (250 mg/l), das Bakterium Clostidrium perfringens (0/100 ml), Eisen (0,2 mg/l), Färbung (0,5 m^{-1}), Geruch und Geschmack, elektrische Leitfähigkeit (2500 Mikro S/cm bei 20 °C), Mangan (0,05 mg/l; geogen verursachte bei kleinen Anlagen bis 0,2 mg/l), Natrium (200 mg/l), Oxidierbarkeit (5 mg/l O_2), Sulfat (240 mg/l), Trübung (1 nephrolometrische Trübungseinheit, NTU), Wasserstoffionenkonzentration (pH-Wert* zwischen 6,5 und 9,5, für Wasser in Behältnissen ab 4,5, für kohlensäurehaltiges Wasser auch darunter), Tritium (100 Bq/l), radioaktive Gesamtdosis (0,1 MSv/Jahr).

*Der pH-Wert sagt aus, ob eine wässrige Lösung sauer (1–6,9), neutral (7) oder alkalisch (7,1–14) ist. Säure kann die Zähne angreifen.

Ist der pH-Wert kleiner als 7,   ist die Lösung sauer.
Ist der pH-Wert genau 7,   ist die Lösung neutral.
Ist der pH-Wert größer als 7,   ist die Lösung alkalisch (basisch).

Die aktuelle Version der Deutschen Trinkwasserverordnung ist im Internet zu finden unter: http://www.dvgw.de/wasser/rechtsvorschriften/trinkwasserverordnung/index.html

Wasserhärte

Wasserhärte beschreibt die Konzentration von Mineralien im Trinkwasser, insbesondere der beiden Härtebildner Kalzium und Magnesium (Kesselstein).
Hartes Wasser bedeutet eine hohe Konzentration an Härtebildnern, weiches Wasser eine niedrige. Die Wasserhärte wird in Grad deutscher Härte (=°dH) angegeben:

→ Weiches Wasser   0–7
→ Mittelhartes
   Wasser   8–14
→ Hartes Wasser   15–21
→ Sehr hartes Wasser   über 21

Weiches Wasser bringt das Aroma von Kaffee und Tee voll zur Geltung. Es sorgt auch für hohe Reinigungskraft. Bei der Haarwäsche genügt schon eine geringe Menge Shampoo, beim Wäschewaschen braucht man weniger Waschmittel, der Einsatz von Enthärtern ist ganz überflüssig.
Hartes Wasser leistet einen höheren Anteil an der Mineralversorgung und wird neuerdings sogar mit der Herzgesundheit in Zusammenhang gebracht.
Regenwasser ist weich. Bei Trinkwasser, das aus Grund- bzw. Quellwasser gewonnen wird, hängt die Wasserhärte stark von der Zusammensetzung des jeweiligen Bodens ab. In Gebieten, wo das Grundwasser z. B. mit Kalkstein in Kontakt tritt, ist das Wasser hart. Oberflächenwasser ist dagegen eher weich.
Dieser Link gibt deutschlandweit Auskunft über die jeweilige Wasserhärte:
http://www.permatrade.de/thema/wasserhaerte/wasserkarte/wasserkarte.html

Die Mineral- und Tafelwasserverordnung auf einen Blick

Anforderungen an Mineralwasser nach der Mineral- und Tafelwasser-Verordnung (Fassung vom März 2003):
BEZEICHNUNG:

→ **Mit geringem Gehalt an Mineralien:** Der als fester Rückstand berechnete Mineralstoffgehalt beträgt nicht mehr als 500 mg/l.
→ **Mit sehr geringem Gehalt an Mineralien:** nicht mehr als 50 mg/l.
→ **Mit hohem Gehalt an Mineralien:** mehr als 1500 mg/l.
→ **Bicarbonathaltig:** Der Hydrogencarbonat-Gehalt beträgt mehr als 600 mg/l.
→ **Sulfathaltig:** Der Sulfatgehalt beträgt mehr als 200 mg/l.
→ **Chloridhaltig:** Der Chloridgehalt beträgt mehr als 200 mg/l.

→ **Kalziumhaltig:** Der Kalziumgehalt beträgt mehr als 150 mg/l.

→ **Magnesiumhaltig:** Der Magnesiumgehalt beträgt mehr als 50 mg/l.

→ **Fluoridhaltig:** Der Fluoridgehalt beträgt mehr als 1 mg/l.

→ **Eisenhaltig:** Der Gehalt an zweiwertigem Eisen beträgt mehr als 1 mg/l.

→ **Natriumhaltig:** Der Natriumgehalt beträgt mehr als 200 mg/l.

→ **Geeignet für natriumarme Ernährung:** Der Natriumgehalt beträgt weniger als 20 mg/l.

→ **Geeignet für die Zubereitung von Säuglingsnahrung:** Der Gehalt an Natrium darf 20 mg/l, an Nitrat 10 mg/l, an Nitrit 0,02 mg/l, an Fluorid 0,7 mg/l, an Sulfat 240 mg/l, an Mangan 0,05 mg/l und an Arsen 0,005 mg/l nicht überschreiten. Vorsorglich sind zudem die Aktivitätskonzentrationen von Radium-226 auf 125 mBq/l und von Radium-228 auf 20 mBq/l begrenzt.

Eine Aufstellung des Mineralgehaltes gängiger Mineralwässer bietet www.getraenke-gotta.de/analyse.htm.
Eine Analyse vieler internationaler Mineralwässer der Deutschen Bundesforschungsanstalt für Landwirtschaft (FAL) in Braunschweig ist zu finden unter www.mineralwaters.org.

Grenzwerte von Trink- und Mineralwasser

Vergleich zulässiger Grenzwerte für unerwünschte Stoffe (mg/l):

	Trinkwasser	Mineralwasser
Antimon (Sb)	0,005	0,01
Arsen (As)	0,01	0,05
Barium (Ba)	0	1
Blei (Pb)	0,01	0,01
Bor/Borat (Bo3[3])	1	30
Chrom (Cr)	0,05	0,05
Kadmium (Cd)	0,005	0,005

	Trinkwasser	Mineralwasser
Quecksilber (Hg)	0,001	0,001
Selen (Se)	0,01	0,01
Nickel (Ni)	0,02	0,05

Mineralstoffe und Spurenelemente

So wirken die MINERALSTOFFE (Mengenelemente):

Natrium hält den osmotischen Druck aufrecht und reguliert den Wasserhaushalt.

Kalium reguliert den osmotischen Druck und ist an der Erregungsleitung von Nerven und Muskeln beteiligt.

Chlorid reguliert mit Natrium die Wasserbilanz.

Kalzium ist für Blutgerinnung und Aufbau von Knochen und Zähnen wichtig.

Magnesium ist an vielen Stoffwechselfunktionen beteiligt.

Phosphor ist ein Baustein für Knochen und Zähne und reguliert den Säure-Basen-Haushalt.

Schwefel ist wichtig für den Aufbau von körpereigenem Eiweiß.

So wirken LEBENSNOTWENDIGE (essenzielle) SPURENELEMENTE:

Chrom verbessert die Insulinwirkung.

Eisen versorgt den Körper mit Sauerstoff.

Fluor festigt Knochen und Zahnschmelz.

Jod ist ein wichtiger Hormonbaustein.

Kobalt baut das Vitamin B_{12} auf.

Kupfer ist an der Blutbildung beteiligt.

Mangan aktiviert Enzyme und ist am Aufbau des Bindegewebes beteiligt.

Molybdän entgiftet und schützt die Nieren.

Selen schützt die Zelle.

Silizium macht Haut, Haare und Nägel stabil.

Vanadium reduziert Karies.

Zink fördert Wachstum und Wundheilung.

Lithium wirkt antidepressiv.

Germanium hilft bei der Schwermetallausscheidung.

So wirken GIFTIGE SPURENELEMENTE:

Aluminium ist schädlich für Nierenkranke.

Antimon und das klassische Mordgift **Arsen** lösen Krebs aus.

Blei schadet den Nerven («Blei macht dumm»).

Bromat ist krebserregend.

Kadmium schädigt die Nieren.
Nickel löst Allergien und Krebs aus.
Nitrat und Nitrit behindern den Sauerstofftransport im Blut und sind krebsauslösend.
Quecksilber ist ein Zell- und Nervengift.
Thallium lässt Haare ausfallen.
Radioaktive Elemente schädigen die Zellen.

Sole selber machen

Wer Sole mit Steinsalz selber herstellen will, gibt einen oder mehrere Brocken Steinsalz (aus Drogerie, Reformhaus oder Naturkostladen) in ein sauberes, schließbares Glas, bedeckt den Stein mit Wasser und verschließt es. Je wärmer das Wasser, desto schneller erreicht die Sole ihre gesättigte Form von 26 %; bei kaltem Wasser sollte sie nach 3 Stunden erreicht sein. Die gesättigte Sole kann im geschlossenen Glas aufbewahrt und wieder aufgefüllt werden, bis sich das Salz gelöst hat. Der Stein sollte stets mit Wasser bedeckt sein.

Gesättigte Sole wird – außer beim Zähneputzen (Bürste eintauchen) – verdünnt verwendet. So enthält ein Solebad meist 1 %. Vollbäder können bis zu 5%iger Sole gesteigert werden, während Badeärzte bei Teilbädern bis zu 10 % gehen. Eine 1%ige Sole entspricht dem Salzgehalt von Blut und Tränen, sie dient auch für Nasenspülungen und Sole-Inhalationen, gegurgelt wird ebenfalls meist mit einer 1%igen Sole, aber auch mit höheren Dosierungen. Inhalationen können bis auf 5 % gesteigert werden. Augenbäder und Bäder bei offenen Wunden dürfen nicht mehr als 1 % haben, da Salz sonst «brennt».
Sole-Trinkkuren in der Eigenanwendung sind unter Fachleuten umstritten. Zur Entschlackung empfiehlt sich eher eine Fastenkur. Bluthochdruckkranke, Übergewichtige, Patienten mit Nierenleiden und Herz-Kreislauf-Problemen kann eine Sole-Trinkkur schaden. Wer Sole ($^1/_2$ %) z. B. morgens zur Anregung der Verdauung trinken will, sollte mineralarmes und kohlensäurefreies Wasser verwenden.

So wird's gemacht:

	Salz oder	26%ige Sole mit	Wasser mischen	für:
½%	1g	4ml	200 ml	Trinken*
1%	1 g	4 ml	100 ml	Augenbad*
	2 g	8 ml	200 ml	Gurgeln*
	3 g	12 ml	300 ml	Nasendusche
	10 g	40 ml	1 l	Inhalieren
	1 kg	4 l	100 l	Solebad
2 %	4 g	16 ml	200 ml	Gurgeln*
	20 g	80 ml	1 l	Inhalieren
	2 kg	8 l	100 l	Solebad
3 %	6 g	24 ml	200 ml	Inhalieren
	60 g	240 ml	2 l	Teilbad
10 %	100 g	400 ml	1 l	Teilbad
	200 g	800 ml	2 l	Teilbad

* mit vorher durch Abkochen keimfrei und bindungsfreudig gemachtem Wasser, am besten lauwarm angewendet.

Adressen und Links

Trinkwasser:
Bundesverband der deutschen
Gas- und Wasserwirtschaft (BGW)
Reinhardtstr. 14
10117 Berlin
Tel.: 030 / 28041-0
E-Mail: info@bgw.de
Internet: www.bgw.de
Über http://suche.wasser.de infor-
mieren etliche Wasserversorger
über ihr Trinkwasser.

Allgemeine Informationen über
die Wasserqualität:
Umweltbundesamt
Abteilung Wasser (II 3)
Postfach 330022
14191 Berlin
Tel.: 030 / 8903-0
Fax: 030 / 8903-2965
E-Mail: wasser@uba.de
Internet: www.umweltbundes-
amt.de/wasser/themen/

Mineralwasser:
Informationszentrale Deutsche
Mineralwasser (IDM)
c/o Kohl & Partner
Jagdweg 5a
53115 Bonn
Tel.: 0180 / 453333
E-Mail: IDM@mineralwasser.com
Internet:
www.mineralwasser.com

Deutsche Heilbrunnen
Kennedyallee 2
53175 Bonn
Tel.: 0228 / 376163
Dort ist eine Broschüre über
70 Heilwassermarken und ihre
Mineraliengehalte kostenlos zu
erhalten.
Internet: www.heilwasser.com

Bäderkuren:
Deutscher Heilbäderverband e. V.
Schumannstr. 111
53113 Bonn
Tel.: 0228 / 20120-0
Fax: 0228 / 20120-41
E-Mail: info@dhv-bonn.de
Internet: www.deutscher-heil-
baederverband.de, www.baeder-
kalender.de

Verband Deutscher Kneippheil-
bäder und Kneippkurorte
57334 Bad Laasphe
Tel.: 02752 / 898
Telefax: 02752 / 7789
E-Mail: info@kneippverband.de

Schüßler-Salze:

Biochemischer Bund Deutschlands e. V.

In der Kuhtrift 18
41541 Dormagen
Tel.: 02133 / 72003
Fax: 02133 / 739138
E-Mail: biochemie@bbdnet.de
Internet: www.biochemie-net.de

Salz:

Verein Deutsche Salzindustrie e. V.

Herwarthstr. 36
53115 Bonn
Tel.: 0228 / 604730
Fax: 0228 / 6047310
E-Mail: info@salzindustrie.de
Internet: www.salzindustrie.de

Arbeitskreis Jodmangel

Postfach 1541
64505 Groß-Gerau
Tel.: 06152 / 40021

Informationsstelle für Kariesprophylaxe

Postfach 1352
64503 Groß-Gerau
Tel.: 06152 / 81466
E-Mail: daz@kariesvorbeugung.de
Internet: www.kariesvorbeugung.de

Arbeitskreis Folsäure & Gesundheit

Rembrandtstr. 13
60596 Frankfurt am Main
Tel.: 069 / 6032 7399
E-Mail: info@ak-folsaeure.de
Internet: www.ak-folsaeure.de

Bildnachweis

Fotos

→ Seite 35, 69, 83, 112
  Angelika Salomon
→ Seite 90 Marian S. Sucha
→ Seite 49 IDM, Informationszentrale Deutsches Mineralwasser
→ Seite 11, 62 Imagesource
→ Seite 32 ImageDJ
→ Seite 12, 74 Goodshot®

→ Seite 1, 79 DigitalVision
→ Seite 2, 4, 30, 67, 71, 103, 112
  PhotoDisc

Grafiken

→ Seite 14, 16, 19, 84, 86
  Wolfgang Herzig
→ Seite 20, 26 Daniel Sauthoff
→ Seite 40 Stiftung Warentest

Register